David Fuchs

Die Rolle der Darmflora bei chronisch-entzündlichen Darmerkrankungen

David Fuchs

Die Rolle der Darmflora bei chronisch-entzündlichen Darmerkrankungen

- eine Untersuchung der T. gondii-induzierten Ileitis der C57BL/6-Maus

Südwestdeutscher Verlag für Hochschulschriften

Impressum/Imprint (nur für Deutschland/only for Germany)
Bibliografische Information der Deutschen Nationalbibliothek: Die Deutsche Nationalbibliothek verzeichnet diese Publikation in der Deutschen Nationalbibliografie; detaillierte bibliografische Daten sind im Internet über http://dnb.d-nb.de abrufbar.
Alle in diesem Buch genannten Marken und Produktnamen unterliegen warenzeichen-, marken- oder patentrechtlichem Schutz bzw. sind Warenzeichen oder eingetragene Warenzeichen der jeweiligen Inhaber. Die Wiedergabe von Marken, Produktnamen, Gebrauchsnamen, Handelsnamen, Warenbezeichnungen u.s.w. in diesem Werk berechtigt auch ohne besondere Kennzeichnung nicht zu der Annahme, dass solche Namen im Sinne der Warenzeichen- und Markenschutzgesetzgebung als frei zu betrachten wären und daher von jedermann benutzt werden dürften.

Coverbild: www.ingimage.com

Verlag: Südwestdeutscher Verlag für Hochschulschriften GmbH & Co. KG
Dudweiler Landstr. 99, 66123 Saarbrücken, Deutschland
Telefon +49 681 37 20 271-1, Telefax +49 681 37 20 271-0
Email: info@svh-verlag.de

Zugl.: Berlin, Charité, Diss., 2010

Herstellung in Deutschland:
Schaltungsdienst Lange o.H.G., Berlin
Books on Demand GmbH, Norderstedt
Reha GmbH, Saarbrücken
Amazon Distribution GmbH, Leipzig
ISBN: 978-3-8381-2658-6

Imprint (only for USA, GB)
Bibliographic information published by the Deutsche Nationalbibliothek: The Deutsche Nationalbibliothek lists this publication in the Deutsche Nationalbibliografie; detailed bibliographic data are available in the Internet at http://dnb.d-nb.de.
Any brand names and product names mentioned in this book are subject to trademark, brand or patent protection and are trademarks or registered trademarks of their respective holders. The use of brand names, product names, common names, trade names, product descriptions etc. even without a particular marking in this works is in no way to be construed to mean that such names may be regarded as unrestricted in respect of trademark and brand protection legislation and could thus be used by anyone.

Cover image: www.ingimage.com

Publisher: Südwestdeutscher Verlag für Hochschulschriften GmbH & Co. KG
Dudweiler Landstr. 99, 66123 Saarbrücken, Germany
Phone +49 681 37 20 271-1, Fax +49 681 37 20 271-0
Email: info@svh-verlag.de

Printed in the U.S.A.
Printed in the U.K. by (see last page)
ISBN: 978-3-8381-2658-6

Copyright © 2011 by the author and Südwestdeutscher Verlag für Hochschulschriften GmbH & Co. KG and licensors
All rights reserved. Saarbrücken 2011

Dieses Buch widme ich meinen Eltern.

1 Einleitung ... 9
1.1 Chronisch-entzündliche Darmerkrankungen ... 9
1.1.1 Morbus Crohn ... 10
1.1.2 Colitis ulcerosa ... 11
1.1.3 Therapiemöglichkeiten von CED ... 12
1.2 Experimentelle Modelle chronisch-entzündlicher Darmerkrankungen ... 13
1.2.1 Aktuell verfügbare Modelle ... 13
1.2.2 Die *Toxoplasma gondii*-induzierte Immunpathologie als Modell des M. Crohn ... 16
1.2.3 Die DSS-Colitis als Modell der Colitis ulcerosa ... 17
1.3 Die Rolle der Darmflora ... 18
1.3.1 Die Darmflora – Funktionen und Interaktion mit dem Immunsystem ... 18
1.3.2 Bedeutung der Darmflora für CED ... 19
1.4 Zielsetzungen und Fragestellungen ... 21

2 Material und Methoden ... 22
2.1 Versuchstiere und Haltung ... 22
2.1.1 Versuchstiere ... 22
2.1.2 Zucht und Haltung unter SPF-Bedingungen ... 23
2.1.3 Haltung unter sterilen Bedingungen ... 23
2.2 Methodischer Ansatz und Organigramm ... 24
2.3 Versuchsaufbau und -durchführung ... 26
2.3.1 Allgemein gebräuchliche Geräte und Materialien ... 27
2.3.2 Zystengewinnung und orale Infektion mit *T. gondii* ... 27
2.3.2.1 Geräte und Material ... 27
2.3.2.2 *Toxoplasma gondii* und perorale Infektion der Versuchstiere ... 28
2.3.3 Untersuchungen zur Kinetik der Immunpathologie ... 29
2.3.4 Untersuchungen von nicht infizierten vs. infizierten Tieren ... 29

2.3.5	Versuche mit antibiotischer Behandlung	30
2.3.5.1	Medikamente	30
2.3.5.2	Versuchsdurchführung	30
2.3.6	Versuche mit gnotobiotischen Mäusen	31
2.3.6.1	Material und Medikamente	31
2.3.6.2	Zeitstrahl der Gnotobioten-Versuche	32
2.3.6.3	Generierung und Haltung gnotobiotischer Mäuse	32
2.3.6.4	Rekolonisation, Infektion und Sektion gnotobiotischer Mäuse	33
2.3.7	Versuche im Modell der DSS-induzierten Colitis	34
2.3.7.1	Material	34
2.3.7.2	Die DSS-induzierte Colitis	34
2.3.7.3	Induktion der Colitis mit DSS (Dextrane sodium sulphate)	35
2.3.7.4	Klinischer „Score" der DSS-Colitis	36

2.4 Sektion und Probennahme 37

2.5 Bakteriologische Diagnostik 39

2.5.1	Gewichtsermittlung des Darminhaltes	42
2.5.2	Verdünnungsreihe	42
2.5.3	Ausplattierung und Bebrütung	43
2.5.4	Aerobe Diagnostik	44
2.5.5	Anaerobe Diagnostik	45
2.5.6	Mikrobiologische Differenzierungstests	47
2.5.7	Speziesdiagnostik	48
2.5.8	Translokation von Bakterien	48

2.6 Histologische Methoden 49

2.6.1	Herstellung von Paraffin-Blöcken	49
2.6.2	Schneiden der Paraffinblöcke	49
2.6.3	Färbung nach HE (Hämatoxylin und Eosin)	50
2.6.4	Peroxidase-Antiperoxidase-Färbung (PAP) am Paraffinschnitt	52
2.6.5	Histologische Auswertung und Erstellung der Fotos	56
2.6.5.1	Beurteilung des Darms anhand HE-gefärbter Präparate	56
2.6.5.2	Zählung der Parasitenzahl im Darm	57
2.6.5.3	Digitale Fotographie	57

2.7 Molekularbiologische Methoden ... 57

2.7.1 DNA-Isolierung und Polymerasekettenreaktion ... 57
- 2.7.1.1 Isolierung von DNA ... 57
- 2.7.1.2 Amplifikation der bakteriellen 16S rRNA-Gene ... 59
- 2.7.1.3 Klonierung der amplifizierten 16S rRNA ... 59
- 2.7.1.4 Isolierung der bakteriellen Plasmid-DNA ... 60
- 2.7.1.5 Reinigung und Überprüfung der PCR-Produkte ... 60

2.7.2 Denaturierende Gradienten-Gel-Elektrophorese (DGGE) ... 61
- 2.7.2.1 Färbung von DNA ... 62
- 2.7.2.2 DGGE-Bandenisolierung und direkte Sequenzierung ... 62

2.7.3 DNA Sequenzierung ... 63
- 2.7.3.1 Identifizierung von Bakterienisolaten ... 63
- 2.7.3.2 Sequenzanalyse von 16S rRNA-Genbibliotheken ... 63
- 2.7.3.3 Phylogenetische Einordnung der bakteriellen 16S rRNA-Sequenzen ... 64

2.7.4 Identifikation von 16S rRNA-Genen in Klonbibliotheken durch Hybridisierung ... 64

2.7.5 Quantitative Echtzeit-PCR der *Lactobacillus*-16S rRNA ... 65

2.8 Konzentrationsmessung der Zytokine ... 66
2.8.1 ELISA ... 66
2.8.2 Griess-Reaktion ... 67

2.9 Bestimmung der Dünndarmlänge ... 67

2.10 Statistische Auswertung und graphische Darstellung ... 68

3 Ergebnisse ... 69

3.1 Einführung ... 69

3.2 Die Kinetik der *T. gondii*-induzierten Ileitis ... 70
3.2.1 Die histologischen Veränderungen im Infektionsverlauf ... 71
3.2.2 Mikrobiologische Analyse der Darmflora ... 71
3.2.3 Molekularbiologische Analyse der Darmflora ... 72

3.3 Untersuchungen von nicht infizierten und infizierten Tieren . 74
3.3.1 Histologische Veränderungen im Ileum ... 74

3.3.2		Mikrobiologische Analyse der Darmflora	75
3.3.3		Molekulargenetische Analyse der Darmflora	77
3.3.4		Veränderung der Dünndarmlänge bei der Ileitis	80

3.4 Antibiotische Behandlung zur Reduktion der Darmflora bei der *T. gondii*-Ileitis 81

3.4.1 Prophylaktische Behandlung 81

    3.4.1.1 Überlebensraten nach prophylaktischer Antibiotika-Behandlung 81

    3.4.1.2 Histopathologie nach prophylaktischer Antibiotika-Behandlung 83

    3.4.1.3 Mikrobiologische Analysen der Darmflora nach prophylaktischer Antibiotika-Behandlung 84

    3.4.1.4 Gewichtsveränderung nach prophylaktischer antibiotischer Behandlung ... 89

    3.4.1.5 Dünndarmlängenveränderung nach prophylaktischer antibiotischer Behandlung 90

3.4.2 Therapeutische Behandlung 92

    3.4.2.1 Überlebensraten nach therapeutischer Antibiotika-Behandlung 92

    3.4.2.2 Histopathologie nach therapeutischer Antibiotika-Behandlung 93

    3.4.2.3 Mikrobiologische Analyse der Darmflora nach therapeutischer Antibiotika-Behandlung 95

    3.4.2.4 Gewichtsveränderung nach therapeutischer Antibiotika-Behandlung 99

    3.4.2.5 Dünndarmlängenveränderung nach therapeutischer Antibiotika-Behandlung ... 100

3.4.3 Konzentrationen von Immunmediatoren im Ileum bei antibiotischer Behandlung *T. gondii*-infizierter Mäuse 102

    3.4.3.1 NO- und IFN-γ-Spiegel bei antibiotischer Behandlung mit Ciprofloxacin und Metronidazol 102

    3.4.3.2 NO-Konzentrationen bei Behandlung mit Polymyxin B 103

3.5 Gnotobiotische C57BL/6-Mäuse mit definierter Rekolonisierung 104

3.5.1 Überlebensraten nach definierter Rekolonisation *T. gondii*-infizierter gnotobiotischer Mäuse 104

3.5.2 Histopathologische Dünndarmveränderungen von gnotobiotischen Mäusen nach *T. gondii*-Infektion 106

3.5.3 Dünndarmlängenveränderung gnotobiotischer Mäuse nach peroraler *T. gondii*-Infektion 107

3.5.4 Analyse der Darmflora gnotobiotischer Mäuse nach Rekolonisation 109

3.5.5 NO- und IFN-γ-Konzentrationen im terminalen Ileum gnotobiotischer Mäuse 109

3.5.6　Bakterielle Translokation nach Rekolonisation *T. gondii*-infizierter Gnotobioten 110

3.6　Antibiotische Behandlung der DSS-Kolitis 112

3.6.1　Klinischer „Score" nach antibiotischer Behandlung der DSS-Colitis........ 112

3.6.2　Histopathologie nach antibiotischer Behandlung der DSS-Colitis............ 113

3.6.3　Florenanalyse im Colon von Mäusen mit DSS-Colitis................................ 114

4　Diskussion 119

4.1　Einführung.. 119

4.2　Untersuchungen im Modell der *T. gondii*-induzierten Ileitis. 119

4.2.1　Vorzüge und Eigenschaften des Modells... 119

4.2.2　Einfluss der Darmflora im *T. gondii*-induzierten Ileitis-Modell.................. 120

4.2.2.1　Einfluss antibiotischer Florenreduktion auf die Immunpathologie.......................... 122

4.2.2.2　Untersuchungen in gnotobiotischen Mäusen... 126

4.3　Die Rolle der Darmflora bei der DSS-induzierten Colitis 129

5　Zusammenfassung... 131

6　Literaturverzeichnis 133

7　Abkürzungsverzeichnis 147

8　Publikationen 151

9　Danksagung 152

8

1 Einleitung

1.1 Chronisch-entzündliche Darmerkrankungen

Bei chronisch-entzündlichen Darmerkrankungen handelt es sich um multifaktoriell bedingte inflammatorische Veränderungen des menschlichen Gastrointestinaltraktes (GIT) mit unbekannter Ätiologie, die sich in einer chronischen intestinalen Entzündung mit akuten Episoden äußern (Podolsky 2002, Basset & Holton 2002). Die Ausbildung einer chronischen Entzündung erfolgt höchstwahrscheinlich durch das Zusammenwirken von genetischer Prädisposition, Umweltfaktoren und einer überschießenden Immunreaktion – möglicherweise auch autoimmun (Lehmann 2003).

CED treten weltweit auf, jedoch mit erhöhter Häufigkeit in den USA, Großbritannien und Skandinavien. Die Inzidenz liegt zwischen 10-20/100.000 Einwohnern/Jahr und die Prävalenz zwischen 40-100/100.000 Einwohner (Hendrickson *et al.* 2002) und weist keine eindeutige Abhängigkeit vom Lebensstandard auf (MacDonald & Monteleone 2005). Die Erkrankung manifestiert sich meist schon in der Kindheit (ca. 20% der Patienten, wovon ca. 5% vor dem 10. Lebensjahr diagnostiziert werden) oder im jungen Erwachsenenalter (Gipfel

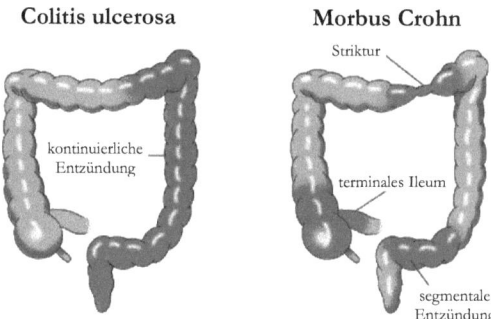

Abbildung 1: Lokalisationen von Colitis ulcerosa und Morbus Crohn im Gastrointestinaltrakt. Die Colitis ulcerosa breitet sich kontinuierlich aus und ist zu 95% auf das Colon beschränkt. Der Morbus Crohn kann den gesamten Verdauungstrakt befallen und breitet sich diskontinuierlich aus. Abbildungsquelle: http://www.geriatricsyllabus.com

zw. 15 und 30 Jahren). Außerdem ist bei 25% der betroffenen Kinder eine familiäre Häufung vorzufinden.

Als klinisch-histologisch definierte Hauptformen gelten der Morbus Crohn (M. Crohn) und die Colitis ulcerosa, welche sich in der Lokalisation und Ausbreitung im Gastrointestinaltrakt deutlich unterscheiden (Abb. 1). Im Folgenden soll nun auf beide Erkrankungsformen gesondert eingegangen werden.

1.1.1 Morbus Crohn

Im Gegensatz zur Colitis ulcerosa kann beim Morbus Crohn jeder Abschnitt des Gastrointestinaltraktes befallen sein (Oropharynx bis zur Perianal-Region; Abb. 1). Lokalisationen nach absteigender Häufigkeit geordnet:

1. Ileocaecal-Region
2. terminales Ileum (allein)
3. diffuser Dünndarmbefall
und 4. isolierte Colon-Manifestation

Der M. Crohn ist durch eine transmurale Entzündung gekennzeichnet, die sich oft durch die Serosa ausbreitet und zur Fistelbildung führt. Typisch ist das sogenannte "Pflastersteinrelief" (Abb. 2), welches den Wechsel von entzündeter Schleimhaut und tiefen Ulzerationen beschreibt.

Kleine superfizielle Ulzerationen über Peyer's Plaques und fokale chronische Entzündungsherde, die sich in die Submukosa ausbreiten (häufig von nicht-verkäsenden Granulomen begleitet; Abb. 3), prägen das histologische Bild.

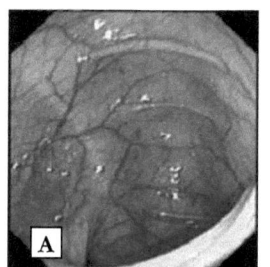 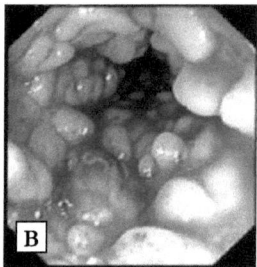

Abbildung 2: Gesunder (A) und kranker Darm bei M. Crohn mit "Pflastersteinrelief" (B), endoskopische Aufnahmen. Abbildungsquelle: http://idw-online.de

Das klinische Erscheinungsbild hängt stark von der Lokalisation der Erkrankung ab. So finden sich bei gastro-duodenalem Befall eine schnelle Sättigung, Übelkeit, Erbrechen, epigastrische Schmerzen sowie Dysphagie. Aufgrund der oft postprandialen Schmerzsymptomatik und der verzögerten Magenpassage reduzieren die Patienten häufig die Nahrungsaufnahme, was zu Gewichtsverlust und Mangelernährung führen kann. Der Dünndarm-Befall äußert sich durch diffuse abdominelle Schmerzen und durch die insuffiziente Nahrungsverwertung entstehende Diarrhoeen und Gewichtsverlust. Auch der Befall der Ileocaecal-Region führt meist zu postprandialen abdominellen Schmerzen, die in die Nabelgegend ausstrahlen. Häufig ist das entzündete Gebiet als Tumor tastbar. Ist der M. Crohn im Colon lokalisiert, kann er oft nur schwer von der Colitis ulcerosa abgegrenzt werden, da auch hier blutig-schleimige Durchfälle mit Krämpfen und Schmerzen im unteren Abdomen einhergehen.

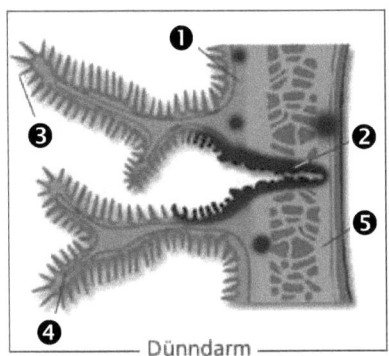

Abbildung 3: Beim Morbus Crohn zeigt sich eine transmurale Entzündung.
❶ Mucosa, ❷ Entzündungsherd, ❸ Darmzotten, ❹ Dünndarmfalte, ❺ Muscularis
Abbildungsquelle: http://www.internisten-im-netz.de

1.1.2 Colitis ulcerosa

Die Colitis ulcerosa bezeichnet den Zustand, bei dem die Entzündung und die morphologischen Veränderungen auf das Colon beschränkt bleiben. Die Erkrankung ist auf die Mucosa begrenzt (schematisch Abb. 4) und durch einen kontinuierlichen Befall (Abb. 1) des Colons mit Ulzerationen, Ödembildung und Blutungen gekennzeichnet.

Histologisch zeigt sich eine akute und chronische Inflammation der Schleimhaut mit polymorphkernigen Leukozyten und mononukleären

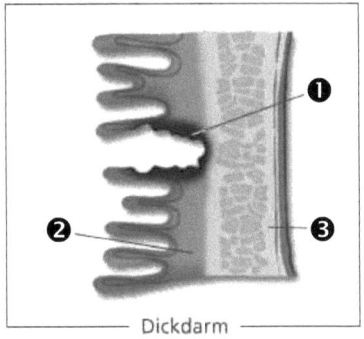

Abbildung 4: Ausdehnung der Entzündung bei der Colitis ulcerosa.
❶ Entzündungsherd, ❷ Mucosa, ❸ Muscularis
Abbildungsquelle: http://www.internisten-im-netz.de

Zellen sowie Kryptenabszessen, Verformung der Schleimhautdrüsen und dem Untergang von Becherzellen. Klinisch stehen blutig-schleimige Durchfälle mit abdominellen Krämpfen im Vordergrund. Bei distaler Lokalisation der Erkrankung finden sich die Schmerzen meist im linken unteren Quadranten; bei einer Pancolitis breiten sie sich über das gesamte Abdomen aus. Zusätzlich gilt die Colitis ulcerosa als Präkanzerose, da das Risiko für ein Coloncarcinom erhöht ist.

1.1.3 Therapiemöglichkeiten von CED

Momentane Therapiekonzepte bestehen in der unspezifischen antiinflammatorischen und symptomatischen Behandlung und können die Ursache der Erkrankung nicht beheben (Pizarro & Arseneau 2003). Hier stehen das Sulfonamid Sulfasalazin bzw., bei dessen Unverträglichkeit, das 5-Aminosalicylat im Vordergrund. Weiterhin werden bei akuten starken Schüben intravenös Glucocorticoide verabreicht und gegebenenfalls durch eine immunsupressive Therapie mit Azathioprin oder Methotrexat ersetzt, da ungefähr 50% der Patienten Corticoid-Nebenwirkungen zeigen. Meist sind Flüssigkeitssubstitution und parenterale Ernährung notwendig.

Als spezifischere Therapieansätze stehen z.B. der anti-TNF-α-Antikörper Infliximab[1] (bereits klinisch etabliert, jedoch sehr kostenintensiv), Ethanercept[2] (löslicher Rezeptor, klinisch zugelassen) sowie Interleukin-10 (klinische Studien laufen) zur Verfügung. Zur Rezidivprophylaxe bzw. bei Abszessbildung der Colitis ulcerosa werden teilweise Antibiotika wie Ciprofloxacin und Metronidazol eingesetzt. Beide bewirken eine Besserung des klinischen Zustandes der Patienten, jedoch sind die Effekte auf den endoskopischen bzw. histologischen Zustand des Darms meist uneinheitlich und zuverlässige, prospektive Placebo-kontrollierte Studien fehlen (Guslandi 2005). Für die Dünndarm-Manifestation des M. Crohn gibt es nach wie vor keine genauen Daten hinsichtlich Wirksamkeit und Nutzen einer antibiotischen Therapie.

---

[1] Infliximab ist ein chimärer monoklonaler Antikörper gegen TNF-α
[2] Etanercept besitzt die Ligandenbindungsdomäne des humanen TNF-Rezeptors 2, durch die er TNF-α und –β binden und damit inaktivieren kann.

Insgesamt stehen also nur recht unzureichende Therapiemöglichkeiten von CED zur Verfügung. Nach unterschiedlich langen Intervallen ist eine Remission unausweichlich von einem Rezidiv gefolgt. Lediglich bei der Colitis ulcerosa kann die chirurgische Entfernung der betroffenen Darmabschnitte zu einer vollständigen Ausheilung führen (Podolsky 1991).

Demzufolge ist es umso wichtiger, neue therapeutische und präventive Wege aufzuzeigen, die den größtenteils stark eingeschränkten Patienten zu einer verbesserten Lebensqualität verhelfen.

1.2 Experimentelle Modelle chronisch-entzündlicher Darmerkrankungen

1.2.1 Aktuell verfügbare Modelle

Nach wie vor ist die Ursache entzündlicher Darmerkrankungen unklar, was eine adäquate gezielte Behandlung sehr schwierig macht. Daher gilt seit vielen Jahren der Ursachen- und Mechanismenerforschung ein immenses wissenschaftliches Interesse, was gerade in den letzten 10 bis 15 Jahren zur Entwicklung vielzähliger Tiermodelle geführt hat (Abb. 5) (Hoffmann et al. 2003). Sie erlauben beispielsweise eine detaillierte Analyse von Wirt-Bakterien-Interaktionen im Dickdarm, jedoch nur selten im Dünndarm (Sartor 1997, Blumberg et al. 1999, Pizarro & Arseneau 2003, Strober et al. 2002, Heimesaat et al. 2006), wo sich der M. Crohn am häufigsten manifestiert. In Tab. 1 ist eine Auswahl wichtiger Tiermodelle für CED zusammengestellt und nach jeweiliger Ätiologie gegliedert. Gezeigt wird die Lokalisation im GIT und ob ein Einfluss der Darmflora bekannt ist.

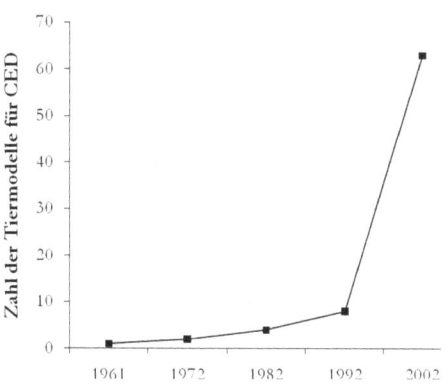

Abbildung 5: Anstieg der Zahl der Tiermodelle für CED über die Jahre (Hoffmann et al. 2003)

Die Vielzahl der Modelle ermöglicht die Untersuchung verschiedenster Aspekte der Colitis sowie der Rolle der Darmflora für die Initiierung und den Fortgang der Entzündung im Colon (Autenrieth et al. 1997, Waidmann et al. 2003, Heimesaat et al. 2005). So konnte die Entzündung bei der DSS-Colitis, der TNBS-Colitis, bei Indomethacin-induzierten Läsionen sowie bei der durch Transfer von CD4+CD45RB^{high}-T-Lymphozyten in SCID-Mäusen (engl. severe combined immunodeficiency) ausgelösten Colitis durch antibiotische Behandlung

Tabelle 1: Zusammenstellung bedeutsamer Tiermodelle chronisch-entzündlicher Darmerkrankungen. Im Speziellen sollen hier die unterschiedlichen Lokalisationen im GIT deutlich gemacht und aufgezeigt werden, ob der Einfluss der Darmflora bekannt ist bzw. analysiert wurde. Abkürzungen: M., Maus; R., Ratte; ko, knock out; tg, transgen.

Ätiologie	Tiermodell	Tierart	Lokalisation der Entzündung	Einfluss der Darmflora?	Flora analysiert?
Genetisch modifiziert (ko)	IL-2 ko [i]	M.	Colon	ja	ja
	IL-10 ko [ii]	M.	Colon	ja	ja
	TNF$^{\Delta are}$ [iii]	M.	Colon, term. Ileum	ja	?
	TGF-β1 ko [iv]	M.	Colon	unbekannt	nein
	α/β-TCR ko [v]	M.	Colon	ja	?
Genetisch modifiziert (tg)	tg HLA-B27 / β$_2$ Microglobulin [vi]	R.	Colon	ja	nein
	tg IL-7 [vii]	M.	Colon	unbekannt	?
Chemisch induziert	DSS [viii]	M., R.	Colon	ja	?
	TNBS [ix]	M., R.	Colon	ja	?
	Oxazolon [iix]	M.	Colon	?	?
	Indomethacin [xi]	R.	Ileum	ja	nein
Zelltransfer	CD4+CD45RB^{high}/ SCID [xii]	M.	Ileum, Colon	ja	?
	hsp60-spezifische CD8+ T-Zellen [xiii]	M.	Dünndarm	unbekannt	?
Spontan	C3H/HeJBir [xiv]	M.	Caecum, Colon	unbekannt	nein
	Samp1/YitFc [xv]	M.	Ileum	ja	nein
Parasiten-induziert	T. gondii-induzierte Ileitis [xvi]	M.	terminales Ileum	ja	nein

[i] Waidmann et al. 2003, Schuppler et al. 2004; [ii] Waidmann et al. 2003, Madsen et al. 2000, Sellon et al. 1998; [iii] Pizarro & Arseneau 2003, Hoffmann et al. 2003; [iv] Waidmann et al. 2003, Fiocchi 1998; [v] Waidmann et al. 2003, Dianda et al. 1997; [vi] Rath et al. 1999a+b; [vii] Waidmann et al. 2003, Fiocchi 1998; [viii] Rath et al. 2001, Hans et al. 2000a; [ix] Guarner & Malagelada 2003, Liesenfeld 2002; [iix] Boirivant et al. 1998; [x] Banerjee & Peters 1990; [xi] Guarner & Malagelada 2003, Brimnes et al. 2001, Evans & Whittle 2003, Kent et al. 1969; [xii] Steinhoff et al. 1999; [xiii] Sundberg et al. 1994, Brandwein et al. 1997; [xiv] Matsumoto et al. 1998; [xv] Pizarro & Arseneau 2003; [xvi] Liesenfeld 2002)

gemindert werden (Guarner & Malagelada 2003). Außerdem entwickelten sowohl HLA-B27 transgene Ratten als auch Interleukin-2- und Interleukin-10-defiziente Mäuse unter SPF-Bedingungen (SPF, *engl.* special pathogen free) eine Colitis, die jedoch ausblieb, wenn die Tiere keimfrei waren. Die spontane Colitis bei C3H/HeJBir-Mäusen zeigte eine starke Immunreaktivität gegen die bakteriellen Antigene der Darmflora, was vermuten lässt, dass die Flora auch hier eine entscheidende Rolle für die Genese der Entzündung spielt (Brandwein *et al.* 1997).

Im Gegensatz dazu ist das Wissen über die Rolle der Darmflora bei Dünndarmentzündungen sehr begrenzt, zumal bislang nur sehr wenige hinreichend reproduzierbare Modelle für die Manifestation von CED im Ileum zur Verfügung stehen (Pizarro & Arseneau 2003, Sartor 1997, Blumberg *et al.* 1999, Strober *et al.* 2002). So zeigten TNF$^{\Delta are}$-Mäuse im Alter von 2 bis 4 Wochen eine transmurale Entzündung des terminalen Ileums (Pizarro & Arseneau 2003, Hoffmann 2003, Sartor 1997, Blumberg *et al.* 1999, Strober *et al.* 2003). Durch eine Deletion in der 3'-AU-reichen Region des Gens für TNF weisen diese Mäuse eine erhöhte Stabilität der TNF-mRNA und TNF-Produktion auf. In der SAMP1/YitFc-Maus entwickelte sich ebenfalls eine spontane terminale Ileitis ab ungefähr der 20. Lebenswoche. In beiden Modellen ähnelt die Entzündung immunologisch sehr stark dem menschlichen Morbus Crohn und ist gut charakterisiert. Allerdings wurde der Einfluss der Darmflora weder in der TNF$^{\Delta are}$-Maus noch in der SAMP1/YitFc-Maus untersucht (Strober *et al.* 2001, Kosiewicz *et al.* 2001, Olson *et al.* 2004). Ein weiteres Zelltransfer-Modell ist die Autoimmunpathologie im Darm von Mäusen nach Transfer von hsp60-reaktiven CD8 T-Zellen, bei dem die Entzündung stark TNF-abhängig ist und sich vorwiegend im Dünndarm manifestiert (Steinhoff *et al.* 1999). Hier entwickeln sich die pathologischen Veränderungen jedoch auch in keimfreien Mäusen (Steinhoff *et al.* 1999), weshalb sich dieses Modell nicht für die Klärung des Einflusses der Darmflora bei CED eignet.

Insgesamt sind detaillierte Floraanalysen sehr selten durchgeführt worden und die Beurteilung des bakteriellen Einflusses basierte meist auf dem Ausbleiben der Entzündung bei keimfreien Tieren oder der unspezifischen antibiotischen Reduktion der Darmflora. Die Suche nach bestimmten auslösenden Bakterienspezies bzw. bakteriellen Antigenen blieb meist erfolglos, nicht reproduzierbar oder widersprüchlich (Linskens *et al.* 2001, Pizzaro *et al.*

2000). Zudem zeigten unterschiedliche Bakterienspezies in einzelnen Modellen eine differente kolitogene Potenz (Waidmann et al. 2003, Schultz et al. 2004, Bohn et al. 2006). Zugrunde liegende Mechanismen sind bislang nicht gut verstanden und die Rolle bakterieller Virulenzfaktoren wird gegensätzlich diskutiert.

1.2.2 Die *Toxoplasma gondii*-induzierte Immunpathologie als Modell des M. Crohn

Das für die vorliegende Arbeit verwendete Modell zeichnet sich durch eine TH1-Typ-Immunpathologie des Darms suszeptibler C57BL/6-Mäuse aus (Liesenfeld 2002). Die Tiere entwickeln nach peroraler Infektion mit 100 Zysten *Toxoplasma (T.) gondii* (Stamm ME49) innerhalb von 7-8 Tagen eine Inflammation mit Nekrosen im Bereich des terminalen Ileums, welche bis spätestens Tag 9 post infectionem (p.i.) für 100% der Tiere tödlich verläuft (Liesenfeld et al. 1996, Liesenfeld 2002, Khan et al. 1997).

Diese TH1-Typ-Immunpathologie (Abb. 6) ist durch einen massiven CD4$^+$αβ-T-Zell-vermittelten Anstieg proinflammatorischer Zytokine wie IFN-γ, TNF-α, IL-12, IL-18 (Vossenkämper et al. 2004) und iNOS (*engl.* inducible Nitric Oxid Synthase) gekennzeichnet (Liesenfeld 2002), weist eine transmurale Entzündung mit Primärlokalisation im terminalen Ileum auf und zeigt Veränderungen der epithelialen Morphologie und

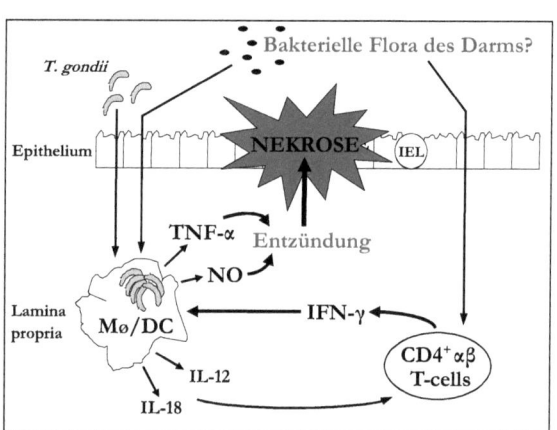

Abbildung 6: Momentan bekannte Zusammenhänge der *T. gondii*-vermittelten TH1-Immunpathologie im Ileum suszeptibler C57BL/6-Mäuse. Die Rolle der Darmflora ist weitestgehend unbekannt

der Zotten-Architektur. Da die Gabe von Antikörpern gegen TNF-α und der iNOS-Inhibitor Aminoguanidin Nekrosen verhindern und die Überlebenszeit verlängern können, trägt die Aktivierung von iNOS durch IFN-γ und TNF-α über eine starke NO-Ausschüttung sicherlich zur hohen Mortalität in diesem Modell bei (Liesenfeld et al. 1996, et al. 1999a,

1999b). Das *T. gondii*-Tiermodell simuliert am ehesten CED im akuten Schub mit dem M. Crohn vergleichbaren Zytokinprofilen. Die CD4$^+$ T-Zell-vermittelten histopathologischen Veränderungen und erkennbare protektive Effekte durch IL-10 und TGF-β (Suzuki *et al.* 2000; Buzoni-Gatel *et al.* 2001; Mennechet *et al.* 2004) stellen die *T. gondii*-induzierte Ileitis als ein Modell zur Untersuchung TH1-vermittelter Pathomechanismen bei entzündlichen Darmerkrankungen dar. Zudem zeichnet sich das Modell durch eine sehr gute Reproduzierbarkeit und eine kurze Zeit bis zur Ausbildung der pathologischen Veränderungen aus (Liesenfeld 2002).

1.2.3 Die DSS-Colitis als Modell der Colitis ulcerosa

Die akute Dextransodiumsulfat-induzierte Colitis (DSS-Colitis) entwickelt sich nach sechs bis acht Tagen Behandlung mit 3-4% DSS im Trinkwasser (Rath *et al.* 1996, 1999a+b; Siegmund *et al.* 2001). Histologisch ist die DSS-Colitis durch die Infiltration der Lamina propria durch Entzündungszellen (Monozyten, Granulozyten) mit fokaler Kryptenzerstörung, lymphoider Hyperplasie und epithelialer Ulzeration charakterisiert (Okayasu *et al.* 1990; Cooper *et al.* 1993; Dieleman *et al.* 1998). Diese histopathologischen Veränderungen bleiben auf das Colon beschränkt und sind vermutlich auf einen toxischen Effekt von DSS zurückzuführen, der einen Epithelschaden verursacht und über Phagozytose von DSS durch Zellen der Lamina propria (LPC, *engl.* lamina propria cells; Monozyten, Granulozyten) und die konsekutive Ausschüttung von IFN-γ und TNF-α (Okayasu *et al.* 1990) verstärkt wird. Die DSS-Colitis kann ebenso T-Zell-unabhängig ausgelöst werden, da sie auch in SCID-Mäusen beobachtet wird, die nicht über funktionale T- und B-Zellen verfügen (Axelsson *et al.* 1996; Dieleman *et al.* 1994).

1.3 Die Rolle der Darmflora

1.3.1 Die Darmflora – Funktionen und Interaktion mit dem Immunsystem

Die menschliche Darmflora setzt sich aus mehr als 400 verschiedenen kultivierbaren Bakterienspezies zusammen (Simon & Gorbach 1984) und übernimmt eine große Zahl von physiologischen Aufgaben – es besteht sozusagen ein symbiotisches Verhältnis zwischen der kommensalen Darmflora einerseits und dem Wirt andererseits.

Das als physiologische Darmflora bezeichnete, sehr heterogene und primär apathogene mikrobielle Ökosystem, welches den Magen-Darm-Trakt besiedelt, verhindert in erster Linie die Besiedlung des Darms mit pathogenen Keimen (Simon & Gorbach 1984), wozu es selbst toleriert werden muss. Hierfür ist ein äußerst fein reguliertes Gleichgewicht zwischen Tolerierung apathogener Mikroorganismen der Darmflora und Erkennung potentiell pathogener Organismen notwendig, zumal insbesondere im Darm ausgesprochen große Mengen potentieller Antigene mit den Zellen des Immunsystems in direkten bzw. indirekten Kontakt treten.

Diese Differenzierung ist Aufgabe des GALT (*engl.* g̲ut a̲ssociated l̲ymphoid t̲issue; bestehend aus Peyer'schen Plaques, intraepithelialen Lymphozyten (IEL), Lamina-propria-Lymphozyten (LPL) und mesenterialen Lymphknoten (MLN); Chandran *et al.* I+II 2003), welches eine überschießende Reaktion auf die Flora verhindern und gleichzeitig eine schnelle und adäquate Immunantwort auf Pathogene sicherstellen muss. Es wird teilweise sogar eine eher aktive immunmodulatorische Rolle der Darmflora diskutiert, da sich bei zuvor keimfreien Mäusen nach Besiedlung mit einer apathogenen Normalflora ausgeprägte immunologische Veränderungen im GALT (Helgeland *et al.* 1996, Umesaki *et al.* 1993, Kawaguchi *et al.* 1993, Imaoka *et al.* 1996, Shroff *et al.* 1995, Butler *et al.* 2000) einstellen.

Weiterhin produziert die kommensale Darmflora für den Körper lebenswichtiges Vitamin K (Johnson 1964) und die durch den anaeroben bakteriellen Stoffwechsel anfallenden kurzkettigen Fettsäuren nutzt das Darmepithel als Energie lieferndes Substrat (Cummings & Macfarlane 1997).

1.3.2 Bedeutung der Darmflora für CED

Seit vielen Jahren wird die Rolle der Darmflora bei entzündlichen Darmerkrankungen zumeist kontrovers diskutiert. Dass sie überhaupt eine Rolle spielt scheint heute unbestritten, welche jedoch genau, ist weitgehend ungeklärt. Speziell das Wissen über die Rolle der Darmflora für die Ileitis ist begrenzt (Pizarro & Arseneau 2003).

Das fein regulierte Gleichgewicht zwischen Darmflora und Immunsystem legt einen vermuteten Zusammenhang zwischen CED und einer immunologischen Fehlreaktion auf die Darmflora sehr nahe. Tatsächlich liegen die Hauptmanifestationsorte von M. Crohn und Colitis ulcerosa in den Darmabschnitten, die die höchste Bakteriendichte aufweisen. Es ist auch schon länger bekannt, dass die Reduktion der Darmflora eine klinische Verbesserung bei M. Crohn-Patienten bringt (Caradonna *et al.* 2000, Sutherland *et al.* 1991), und dass die Darmflora die Colitis bei CED (Basset & Holton 2002, Sartor 1995, Sartor 2003, Campieri & Gionchetti 2001, Swidsinski *et al.* 2002, Lu *et al.* 2003) und die Transplantatabstoßungserkrankung (GvHD, *engl.* **g**raft **v**ersus **h**ost **d**isease; Beelen *et al.* 1999, Heidt & Fossen 1992) nach Knochenmarktransplantation triggert. Außerdem scheint bei CED-Patienten die sensible Balance zwischen potentiell oder obligat pathogenen bzw. protektiven Bakterien gestört (sog. Dysbiosis), was in einer betonten Immunreaktion auf bakterielle Antigene resultiert (Heimesaat *et al.* 2006, Tamboli *et al.* 2004, Tabaqchali 1978, Liu *et al.* 1995, Lodes *et al.* 2004). Die Immunpathologie wird im Darm von einer luminalen Akkumulation von *Escherischia (E.) coli* und *Bacteroides* spp. in entzündeten Darmbezirken begleitet (Swidsinski *et al.* 2005, Masseret *et al.* 2001, Seksik *et al.* 2003, Darfeuille-Michaud *et al.* 2004). Auch haben Tiermodelle und klinische Studien gezeigt, dass die Darmflora die Darmentzündung triggert und auch die Schwere der Entzündung beeinflusst (Heimesaat *et al.* 2006). In unterschiedlichen Studien wird zudem kontrovers diskutiert, ob eine antibiotische Behandlung die Ileitis bei CED-Patienten verhindern oder abmildern kann (Sartor 2004, Sartor 2005, Isaacs & Sartor 2004, Greenberg 2004).

Nach wie vor existiert keine einheitliche Meinung darüber, welche Bakterienspezies als pathogen bzw. apathogen einzustufen sind. Denkbar ist auch, dass normalerweise apathogene Mikroorganismen unter bestimmten Voraussetzungen zu Entzündungsinduktoren werden können. Ebenso spielt möglicherweise eine gestörte Barrierefunktion der Darmschleimhaut eine maßgebliche Rolle, welche die Translokation von Bakterien in subepitheliale Bereiche des Gewebes ermöglicht. So findet sich bei Morbus Crohn-Patienten eine familiäre Häufung gesteigerter Epithelpermeabilität im Darm (Pizarro & Arseneau 2003).

Bei Patienten mit aktivem Morbus Crohn wird zudem die Immunpathologie durch gramnegative Bakterien wie *E. coli* und *Bacteroides* spp. verstärkt. Diese akkumulieren in entzündeten Bereichen und exprimieren Virulenzfaktoren wie Invasine oder Adhäsine (Martin *et al.* 2004). Ein weiterer Zusammenhang zwischen Bakterien und CED zeigt sich darin, daß in Rezeptorproteinen für bakterielle Antigene, sogenannten Toll-like-receptors (TLR), bei Patienten mit CED bestimmte Mutationen nachgewiesen wurden (Henckaerts *et al.* 2007). Diese bakteriellen Rezeptoren sind von grundlegender Bedeutung für die Homöostase zwischen Immunsystem und Darmflora (Rakoff-Nahoum *et al.* 2004). Die von TLR detektierten Pathogene werden aber sowohl von der kommensalen Flora als auch von pathogenen Spezies gleichermaßen exprimiert. Somit ist weitestgehend unklar, wie letztendlich zwischen kommensaler Flora bzw. pathogenen Spezies differenziert wird. Möglicherweise wird eine Entzündungsreaktion auf die kommensale Mikroflora durch eine Sequestrierung vom Oberflächenepithel verhindert (Rakoff-Nahoum *et al.* 2004).

Insgesamt spielt die Darmflora eine entscheidende Rolle für die Genese chronisch-entzündlicher Darmerkrankungen, jedoch bleiben genaue Mechanismen bzw. bestimmte Antigene oder Bakterien, insbesondere für die Dünndarmmanifestation des Morbus Crohn, im Verborgenen. Und genau hier liegt ein großes Potential für zukünftige Behandlungsstrategien.

1.4 Zielsetzungen und Fragestellungen

Diese Arbeit hatte zum Ziel, die Rolle der physiologischen Darmflora für die Ausbildung der TH1-Immunpathologie im terminalen Ileum suszeptibler C57BL/6-Mäuse nach peroraler Infektion mit *T. gondii* zu untersuchen.

Dazu wurden folgende Fragestellungen bearbeitet:

1. Wie verändert sich die Darmflora vom Infektionszeitpunkt bis zur vollständigen Ausbildung der pathologischen Veränderungen bzw. dem Tod der Tiere?

2. Gibt es eine Korrelation bzw. Assoziation zwischen der Darmpathologie und der Darmflora?

3. Können die pathologischen Veränderungen durch Modulation bzw. Reduktion der Darmflora beeinflusst oder gar verhindert werden?

4. Bleiben die pathologischen Veränderungen unter keimfreien Bedingungen aus?

5. Welche Bakterienspezies spielen für die Ausbildung der Darmpathologie eine entscheidende Rolle?

6. Sind mögliche Zusammenhänge modellspezifisch oder zeigen sie sich auch im Modell der DSS-Colitis?

2 Material und Methoden

2.1 Versuchstiere und Haltung

2.1.1 Versuchstiere

Für die Versuche der vorliegenden Arbeit wurden weibliche Mäuse im Alter zwischen 2 und 4 Monaten verwendet. Sämtliche Tiere stammten aus der Zucht der Forschungsinstitute für Experimentelle Medizin (FEM, Berlin). Die entsprechenden genetischen Hintergründe der Mäuse sowie der jeweilige Kreuzungsstatus sind unten aufgeführt (Tab. 7). Alle Tierversuche wurden von der Tierschutzkommission geprüft, genehmigt und entsprechend den Bestimmungen des deutschen Tierschutzgesetzes durchgeführt.

Tabelle 7: Verwendete Versuchstiere mit Kreuzungsstatus und Foto

STAMM	KREUZUNGSSTATUS
C57BL/6J (Abb. 7)	Inzucht 100%
NMRI (Abb. 8)	Inzucht 100%

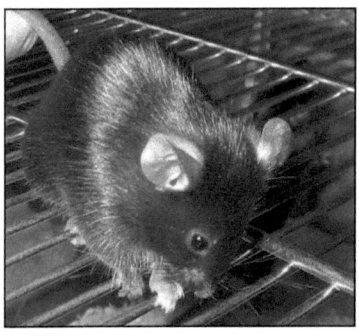 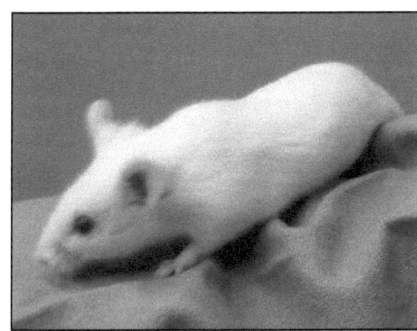

Abbildung 7: Weibliche C57BL/6-Maus   **Abbildung 8:** Weibliche NMRI-Maus

2.1.2 Zucht und Haltung unter SPF-Bedingungen

Alle Versuchstiere wurden in den Tierlaboren des Instituts für Mikrobiologie und Hygiene der Charité Campus Benjamin Franklin (CBF) unter speziellen pathogenfreien Bedingungen gezüchtet und gehalten. Die Tiere für die Gnotobioten-Versuche wurden unter sterilen Bedingungen gehalten.

Das hierfür verwendete Material ist im Folgenden aufgeführt:

Einstreu:	ssniff ¾ Faser, jeluxyl 300/500
Käfige (Haltung, Zucht):	Makrolonkäfige Typ II und Typ III
Trockenfutter (Haltung):	ssniff-V1530R/M-H in Pelletform
Trockenfutter (Zucht):	ssniff-V1120M-Z in Pelletform

Die Tiere wurden unter konstanten standardisierten klimatischen Bedingungen (Raumtemperatur: 21,0°C - 22,5°C, relative Luftfeuchtigkeit: 55 - 65%) gezüchtet und gehalten. Der Tag-Nacht-Rhythmus wurde automatisch geregelt und wechselte im 12-Stunden-Takt (8 bis 20 Uhr: hell, 20 bis 8 Uhr: dunkel). Das Futter wurde nach viermaligem Vorvakuum bei einer Temperatur von 134°C und 5 min Sterilisationszeit autoklaviert. Auch die oben aufgeführte Einstreu wurde nach dreimaligem Vorvakuum bei einer Temperatur von 121°C und 20 min Sterilisationszeit autoklaviert. Pro Käfig wurden maximal 10 Mäuse desselben Geschlechts gehalten, die einmal wöchentlich frische Käfige sowie nach Bedarf sterilisiertes Trockenfutter sowie frisches Wasser erhielten.

2.1.3 Haltung unter sterilen Bedingungen

Die Mäuse wurden in einem separaten Tierlabor in sterilen Käfigen gehalten. Zusätzlich waren diese mit sterilen Abdeckhauben versehen und jede Intervention erfolgte unter sterilen Kautelen mit Einmal-Kittel, Handschuhen, Mundschutz und Kopfhaube. Die entsprechenden Medikamente wurden zuvor steril-filtriert und jedes verwendete Material, das mit den Mäusen in Kontakt kam, wurde autoklaviert bzw. entsprechend desinfiziert.

2.2 Methodischer Ansatz und Organigramm

Allen Versuchen gemein waren die mikrobiologische Analyse der Darmflora der Tiere, die histologische Beurteilung der Mucosa des Ileums, der Gewichtsverlauf (außer Gnotobioten) sowie die Überprüfung der Parasitendichte im Darm (nur bei Ileitis-Versuchen). Auch wurde der Einfluss der entsprechend untersuchten Parameter auf die Letalität der Tiere näher beleuchtet.

Zu Beginn wurden die Veränderungen der Flora im Verlauf der Immunpathologie untersucht und somit Tiere an Tag (d) 0 (naiv) mit infizierten Tieren an Tag 3, 5, 6 ,7 und 8 post infectionem (p.i.) verglichen. Da sich an Tag 8 p.i. die maximale Ausprägung der pathologischen Veränderungen zeigte, folgten detaillierte Untersuchungen an naiven (d0) und infizierten (d8 p.i.) Tieren im Vergleich.

Die Frage nach dem Einfluss der Reduktion bzw. Modulation der Darmflora wurde mittels antibiotischer Behandlung der Tiere bearbeitet. Hierzu wurden Ciprofloxacin, Metronidazol, Ciprofloxacin plus Metronidazol sowie Polymyxin B verwendet – jeweils prophylaktische als auch therapeutische Behandlungsregime.

Für die Suche nach speziellen verantwortlichen Bakterienspezies wurden mittels vier- bis sechswöchiger antibiotischer Mehrfachbehandlung keimfreie Mäuse generiert. Diese wurden entweder keimfrei oder nach Rekolonisation mit bestimmten Bakterien peroral mit *T. gondii* infiziert. Zusätzlich wurden als ergänzende Parameter in den Antibiotika- und den Gnotobioten-Versuchen die Ileumlänge bestimmt und die Translokation von Bakterien in mesenteriale Lymphknoten, in die Milz bzw. in die Blutbahn (im Sinne einer Bakteriämie) untersucht.

Abschließend sollte untersucht werden, ob die gezeigten Phänomene modellspezifisch waren oder sich auch im DSS-Colitis-Modell zeigten. Die Tiere wurden naiv vs. induziert verglichen und die Darmflora mittels Antibiotika-Therapie selektiv reduziert. Als ergänzende Parameter wurden ein klinischer „Score" erhoben sowie die jeweilige Colonlänge bestimmt.

Tabelle 2: Organigramm der kompletten Versuchsabläufe inkl. Zuordnung der jeweils erhobenen Parameter. Zudem finden sich Querverweise auf die entsprechenden Gliederungspunkte des Material & Methoden-Teils. Abkürzungen: AB, Antibiotika; DGGE, Denaturierende Gradienten Gel Elektrophorese; DSS, Dextransodiumsulfat; H&E, Hämatoxylin & Eosin-Färbung; MLN, mesenteriale Lymphknoten; PAP, Peroxidase-Antiperoxidasefärbung

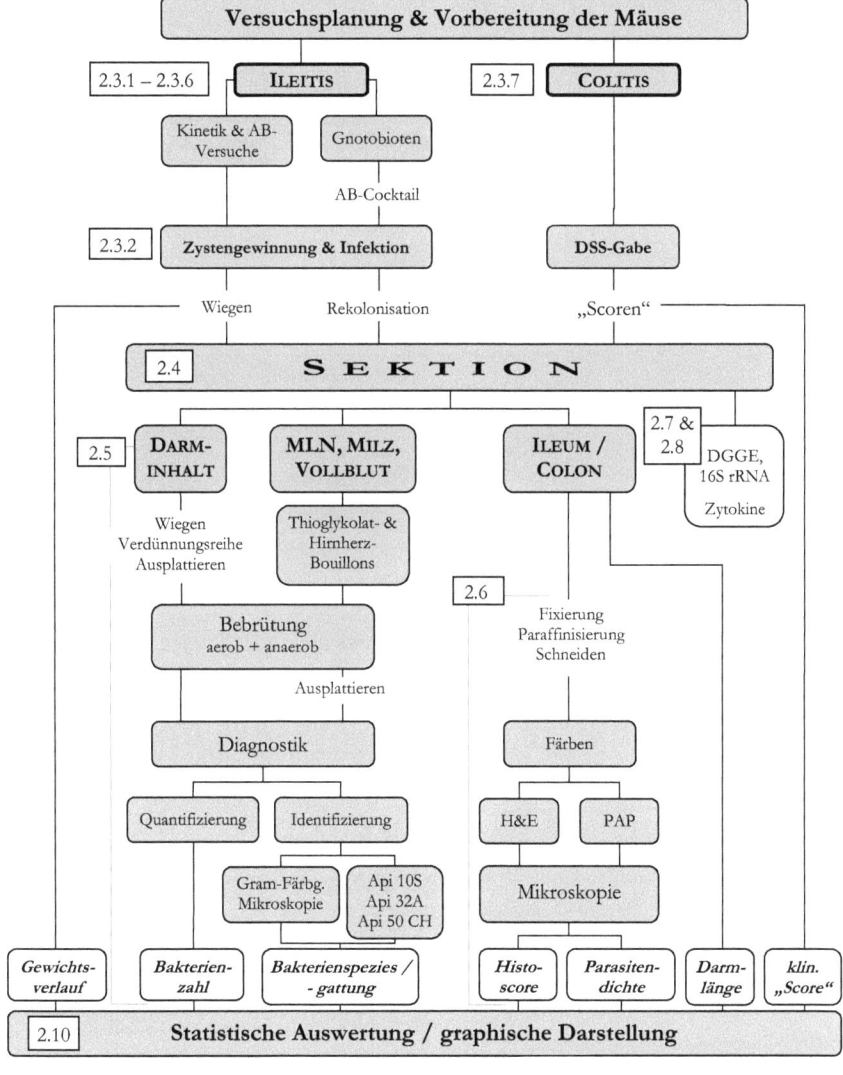

2.3 Versuchsaufbau und -durchführung

Tabelle 3: Übersicht der durchgeführten Versuche mit dem jeweiligen Versuchsdesign, den verwendeten Mäusen mit deren genetischem Hintergrund und den entsprechenden Parametern. Weiterhin dient diese Tabelle durch Verweise auf die Gliederungspunkte zur Navigation in den entsprechenden Abschnitten des Material und Methoden- (M&M) bzw. Ergebnisteils dieser Arbeit.

siehe...			C57BL/6			Parameter
M&M:	Ergeb.:					
2.3.3	3.2	Kinetik	naiv	d0	HISTOLOGIE	PARASITENDICHTE GEWICHT
			infiziert	d3		
				d5		
				d6		
				d7		
				d8		
2.3.4	3.3	naiv vs. infiziert	naiv (**gesund**)	d0		
			infiziert (**Ileitis**)	d8		
2.3.5	3.4.1	Antibiose I	1. Ciprofloxacin	*prophylaktisch*		DARMFLORA PARASITENDICHTE DARMLÄNGE TRANSLOKATION LETALITÄT GEWICHT (außer Gnotobioten)
			2. Metronidazol			
			3. Cipro + Metro			
			5. Polymyxin B			
2.3.5	3.4.2	Antibiose II	1. Ciprofloxacin	*therapeutisch*		
			2. Metronidazol			
			3. Cipro + Metro			
			5. Polymyxin B			
2.3.6	3.5	Gnotobioten	1. keimfrei			
			2. rekolonisiert			
2.3.7	3.6	DSS - Kolitis	1. naiv vs. induziert			klin. „Score" Colonlänge
			2. Ciprofloxacin			
			2. Metronidazol			
			3. Polymyxin B			

Vor Versuchsbeginn wurden die entsprechenden Gruppen mit jeweils mindestens 3 bis 5 weiblichen C57BL/6-Mäusen im Alter von 2 bis 4 Monaten in separaten Käfigen untergebracht und zur eindeutigen Zuordnung (falls erforderlich) an den Ohren markiert.

2.3.1 Allgemein gebräuchliche Geräte und Materialien

Waage	Sartorius, Göttingen, Deutschland
Knopfkanülen	Aesculap, Tuttlingen, Deutschland
Spritze 1 ml (Plastipak®)	BD Bioscience, Franklin Lakes, USA
Tubes 50 ml	Sarstedt, Nümbrecht, Deutschland

2.3.2 Zystengewinnung und orale Infektion mit *T. gondii*

2.3.2.1 Geräte und Material

Geräte:		
	Gebogene Knopfkanüle	Aesculap, Tuttlingen, Deutschland
	Mikroskop	Zeiss, Oberkochen, Deutschland
	Mörser mit Stößel (Porzellan)	Halbenwanger, Berlin
	Pipette (10 – 100 µl)	Eppendorf, Hamburg, Deutschland
	Präparierbestecke	Aesculap, Tuttlingen, Deutschland
	Vortex	Janke & Kunkel, Staufen, Deutschland

Material:		
	Spritze - 1 ml (Omnifix®)	Braun, Melsungen, Deutschland
	Deckgläschen	Marienfeld, Lauda-Königshofen, Deutschland
	Tubes - 15 ml	Nunc, Langenselbold, Deutschland
	Tubes - 50 ml	Sarstedt, Nümbrecht, Deutschland
	Objektträger	DAKO, Hamburg, Deutschland
	Pipettenspitze (100 µl)	Eppendorf, Hamburg, Deutschland

Chemikalien:		
	70% - Ethanol	Sigma-Aldrich®, St. Louis, USA
	CO_2	Sigma-Aldrich®, St. Louis, USA
	mPBS (steril)	Bio Whittaker, Verviers, Belgien

Zur Entzündungsinduktion im terminalen Ileum (Ileitis-Versuche) wurden die Tiere mit 100 Zysten *T. gondii* des Stammes ME49 peroral infiziert und alle Versuche mindestens zweimal reproduziert. Zweimal täglich um 8:00 und 16:00 Uhr wurden alle Tiere auf ihren klinischen Zustand hin untersucht und das Gewicht bestimmt (außer Gnotobioten).

2.3.2.2 *Toxoplasma gondii* und perorale Infektion der Versuchstiere

Zur Infektion der Versuchstiere wurde der Parasit *Toxoplasma gondii* vom Stamm ME49 verwendet. Dieser Stamm ist zystenbildend, Maus-avirulent (Typ-II-Stamm) und wurde uns freundlichst von Prof. J. Remington (Stanford University, USA) zur Verfügung gestellt.

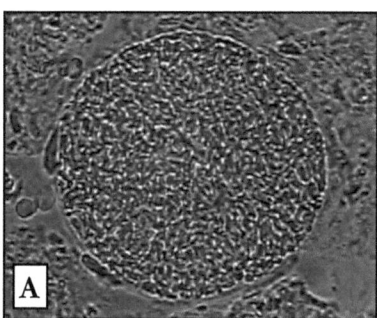 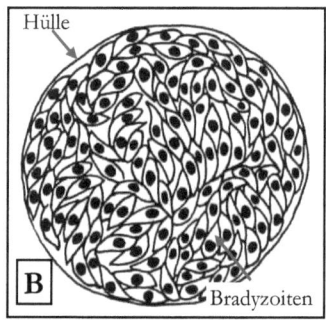

Abbildung 9: *T. gondii*-Zyste – „A" im Homogenisat des Gehirns eine NMRI-Maus, „B" schematisch

Nach peroraler Infektion von NMRI-Mäusen (sog. „Bank-Mäuse") mit 10 Zysten *T. gondii* passiert der Parasit ohne lokale Entzündungsreaktion den Darm, gelangt über die sekundären Lymphorgane ins Blut und erreicht schließlich das ZNS. Hier – und auch im Muskelgewebe – verweilen die Parasiten als Bradyzoiten in sogenannten Zysten (Abb. 9). Die Bradyzoiten stellen eine Art Ruhestadium des Parasiten dar und weisen eine sehr geringe Teilungsrate auf. Die Zysten variieren in ihrer Größe von ca. 5-10 µm (enthalten nur wenige Organismen) bis ca. 50 µm (enthalten mehrere 100 Organismen).

Zur Zystengewinnung wurde eine entsprechende Anzahl NMRI-Mäuse getötet, unter sterilen Kautelen der Schädel eröffnet und das Gehirn in toto entnommen. Jedes dieser Gehirne wurde in einem Mörser zerrieben, in 1 ml sterilem PBS suspendiert und in einem 15 ml-Röhrchen „gepoolt" auf Eis gelagert. Aus der Gehirnsuspension wurde anschließend durch Zählung der Zysten in 10 µl unter dem Mikroskop die Gesamtzahl der in der Suspension enthaltenen Zysten bestimmt. Wichtig war hierbei ein sehr gewissenhaftes Resuspendieren und Vortexen der Suspension mit sofortigem Abpipettieren von einmal 10 µl, da sich die Zysten sehr schnell absetzten. Pro Suspension wurden jeweils mindestens vier mal 10 µl von mindestens zwei unabhängigen Untersuchern ausgezählt und zur weiteren Berechnung der Mittelwert aus diesen Zählungen verwendet, um eventuelle individuelle Zählfehler so gering wie möglich zu halten. Für die orale Infektion war eine Konzentration von 100 Zysten pro 0,3 ml erforderlich, wofür die Gehirnsuspension gegebenenfalls entsprechend mit mPBS verdünnt wurde. Mittels einer gebogenen Knopfkanüle wurden nun den zu infizierenden Versuchsmäusen 100 Zysten in 0,3 ml mPBS per Gavage peroral appliziert.

2.3.3 Untersuchungen zur Kinetik der Immunpathologie

Bei diesen Versuchen sollte die Kinetik der Immunpathologie untersucht werden. Fünf der sechs gebildeten Gruppen wurden, wie unter 2.3.2.2 beschrieben, mit 100 Zysten *T. gondii* peroral infiziert, sowie täglich um 8:00 und 16:00 Uhr auf ihren klinischen Zustand hin untersucht und das Gewicht bestimmt. Es wurden keine weiteren Interventionen vorgenommen. Jeweils 3 Tiere wurden naiv (also an Tag 0) sowie infiziert an Tag 3, 5, 6, 7 und 8 p.i. seziert, um außer dem Gewichtsverlauf die Histologie des Ileums sowie die Zusammensetzung der Darmflora (mikro- und molekularbiologisch) zu untersuchen. Die Sektionen erfolgten wie unter 2.4 beschrieben.

2.3.4 Untersuchungen von nicht infizierten vs. infizierten Tieren

Bei diesen Versuchen wurden 2 Gruppen gebildet, um die in den Kinetikversuchen ermittelten Befunde weiterführend zu untersuchen. Eine Gruppe wurde mit *T. gondii* peroral infiziert sowie regelmäßig (tägl. 8:00 und 16:00 Uhr) auf klinischen Zustand und Gewicht untersucht. Es wurden keine weiteren Interventionen vorgenommen. Im Vordergrund dieser Versuche stand die detaillierte mikrobiologische und molekularbiologische Untersuchung der Florenzusammensetzung. Zusätzlich zur makroskopischen sowie histologischen Beurteilung des Dünndarms wurde zusätzlich die Dünndarmlänge bestimmt. Die Sektionen erfolgten wie unter 2.4 beschrieben.

2.3.5 Versuche mit antibiotischer Behandlung

2.3.5.1 Medikamente

Tabelle 4: Verwendete Antibiotika mit Hersteller, entsprechender Wirkungsweise und Wirkspektrum.

Antibiotikum	Wirkungsweise	Wirkspektrum
CIPROFLOXACIN Ciprobay® 400, Bayer Vital GmbH	- Gyrasehemmer (Fluorchinolon) - bakterizid (auch auf ruhende Bakterien)	- die meisten aeroben gramnegativen Erreger (*E. coli*)
METRONIDAZOL Metronidazol, Fresenius Kabi Deutschland GmbH	- Nitroimidazol-Derivat - Umsetzung in Nitro-Derivate durch bakteriellen Stoffwechsel (reagieren mit der bakt. DNA und schädigen sie)	- Wirksamkeit im anaeroben Bereich (gramneg. > grampos.)
POLYMYXIN B Polymyxin-B-Sulfat Eu Rho®, Euro OTC Pharma GmbH	- Angriff der Zytoplasmamembran (Kationendetergentium) - LPS-Antagonisierung - nur lokal wirksam! (d.h.: nicht resorbierbar)	- nur gramnegative Spezies

2.3.5.2 Versuchsdurchführung

In diesen Versuchen wurden die in Tab. 5 angegebenen Antibiotika in den entsprechenden Dosierungen verwendet und zweimal täglich peroral appliziert. Als Kontrolle diente jeweils eine infizierte mit PBS (Trägersubstanz der Antibiotika) behandelte Gruppe und es wurden prophylaktische Behandlungsregime (Start der antibiotischen Behandlung 5 Tage vor *T. gondii*-Infektion bis Tag 8 p.i.) mit therapeutischen (Start an Tag 5 p.i. (Beginn der Ileitis-Ausbildung) bis Tag 8 p.i.) verglichen. In Tab. 4 sind die verwendeten Antibiotika mit ihrer Wirkungsweise und entsprechendem Wirkspektrum aufgelistet. Um mögliche Wechselwirkungen zwischen den applizierten Antibiotika und den Parasiten bei prophylaktischem

Tabelle 5: Verwendete Antibiotika mit entsprechender Dosierung und Applikationsart. Die jeweilige Tagesdosis wurde auf zwei Applikationen pro Tag verteilt.

Antibiotikum	Dosierung	Applikationsart
Ciprofloxacin	50 mg / kg KG / Tag	per os
Metronidazol	50 mg / kg KG / Tag	per os
Ciprofloxacin+Metronidazol	je 50 mg / kg KG / Tag	per os
Polymyxin B	50 mg / kg KG / Tag	per os

Versuchsdesign zu vermeiden, wurde die Antibiotika-Therapie 24 Stunden vor der Infektion ausgesetzt und erst 24 Stunden danach weitergeführt. Außerdem wurde durch Weiterbehandlung der Tiere über Tag 8 hinaus untersucht, ob die Therapie einen möglichen lebensverlängernden Effekt hatte. Die Sektionen erfolgten wie unter 2.4 beschrieben und für die Ermittlung möglicher Bakterien-Translokationen wurden die entsprechenden Organe (MLN, Milz) sowie einige Tropfen Vollblut nach steriler Entnahme direkt zur Bebrütung in die jeweiligen Anreicherungs-Bouillons überführt (siehe 2.5).

2.3.6 Versuche mit gnotobiotischen Mäusen
2.3.6.1 Material und Medikamente

Material:
- Sterilfilter — Sartorius, Göttingen, Deutschland
- Thioglykolat-Bouillon — Oxoid, Cambridge, England
- Hirn-Herz-Bouillon — Oxoid, Cambridge, England
- Reaktionsgefäße (1,5 ml) — Eppendorf, Hamburg, Deutschland

Medikamente:
- Ampicillin — Ratiopharm, Ulm, Deutschland
- Vancomycin — Cell Pharm, Bad Vilbel, Deutschland
- Ciprofloxacin — Bayer, Leverkusen, Deutschland
- Imipenem — MSD, Haar, Deutschland
- Metronidazol — Fresenius, Bad Homburg, Deutschland

2.3.6.2 Zeitstrahl der Gnotobioten-Versuche

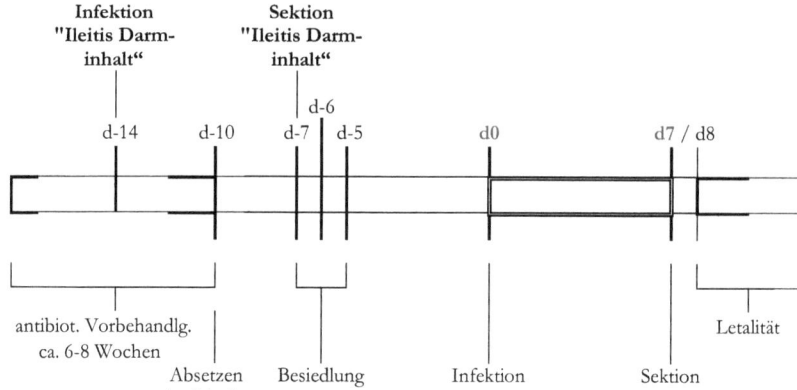

Abbildung 10: Ablauf der Versuche mit gnotobiotischen Mäusen (Zeitstrahl). Oberhalb des Strahles finden sich Vorgänge, welche die Tiere zur Gewinnung von Ileitis-Darminhalt betreffen. Unterhalb sind die jeweiligen Vorgänge für die gnotobiotischen Mäuse zu finden. Abkürzung: „d": Tag (Bsp.: „d-5" entspricht Tag 5 vor der Infektion (d0) der Gnotobioten, „d7" entspricht Tag 7 nach der Infektion).

2.3.6.3 Generierung und Haltung gnotobiotischer Mäuse

Um die physiologische Darmflora der Mäuse komplett zu eradizieren, wurden die Tiere in sterile Käfige mit sterilen Abdeckhauben transferiert und wie unter 2.1.3. beschrieben gehalten.

Nun wurden die Tiere mit einem Antibiotika-Regime (Tab. 6) im Trinkwasser *ad libitum* über einen Zeitraum von 6 bis 8 Wochen behandelt. Das Regime wurde in Anlehnung an ein Standardprotokoll (Rakoff-Nahoum *et al.* 2004) entwickelt und anhand erstellter Antibiogramme der kultivierbaren Darmflora unserer Tiere modifiziert. Während der Administration der Antibiotika und am Tag der Sektion, wurde einmal wöchentlich unter sterilen Kautelen von jeder Maus eine Stuhlprobe gewonnen, um den intestinalen Kolonisationsstatus zu überwachen.

Die in Eppendorf-Gefäße überführten Stuhlproben wurden anschließend in Thioglykolat- und Hirn-Herz-Bouillons für mindestens eine Woche bei 37°C inkubiert. Bakterielles Wachstum wurde durch Trübung der Bouillon angezeigt; aus dieser wurde eine Probe auf festen Nährböden ausgestrichen, aerob und anaerob inkubiert und bei Wachstum eine mikrobiologische und biochemische Bakterienidentifizierung durchgeführt (wie unter 2.5 beschrieben).

Tabelle 6: Aufgelistet ist hier das Antibiotika-Regime, welches zur Generierung von keimfreien Mäusen verwendet wurde (nach Rakoff-Nahoum *et al.* 2004, modifiziert).

Antibiotikum	Dosierung	Applikationsart
Ciprofloxacin	200 mg / l	
Metronidazol	1 g / l	
Ampicillin	1 g / l	im Trinkwasser *ad libitum*
Imipenem	250 mg / l	
Vancomycin	500 mg / l	

2.3.6.4 Rekolonisation, Infektion und Sektion gnotobiotischer Mäuse

Zur Rekolonisation der keimfrei gemachten Mäuse wurden spezifische Bakterien wie *E. coli*, *Lactobacillus (L.) johnsonii*, ein Gemisch aus *Bacteroides- (Bact.)* und *Prevotella- (Prev.)* Spezies sowie der ileale Darminhalt von Mäusen mit *T. gondii*-induzierter Ileitis verwendet. Per Gavage erhielten die Tiere nun jeweils 0,3 ml der entsprechenden Suspension an drei aufeinander folgenden Tagen peroral verabreicht. Hierzu war es notwendig, die Antibiotika-Therapie vier Tage vor der Rekolonisierung zu beenden und durch steriles Trinkwasser zu ersetzen. Weitere vier Tage nach der dritten Gabe der Bakterien-Suspensionen oder des ilealen Darminhalts wurde (außer bei der naiven Kontroll-Gruppe) durch perorale *T. gondii*-Applikation die Ileitis induziert.

E. coli, *L. johnsonii* und *Bact.-/Prev.* spp. wurden in vorhergehenden Experimenten aus dem ilealen Darminhalt von C57BL/6-Mäusen isoliert. Nach mikrobiologischer und biochemischer Identifizierung wurden *E. coli* und *L. johnsonii* in Hirn-Herz-Bouillon und die Mischung obligat anaerober Keime aus *Bact. uniformis*, *Bact. ovatus*, *Bact. merdae*, *Bact. thetaiotaomicron*, *Prev. buccae* und *Prev. oralis* in Thioglycolat-Bouillon gezüchtet. Die Bebrütung der Bouillons erfolgte, bis sich eine Trübung von mindestens 6 MacFarland-Einheiten einstellte – dies entspricht einer Bakterien-Konzentration von ca. 10^9 - 10^{10} koloniebildenden Einheiten/ml. Anschließend wurden die Bakterien nach Zentrifugation der Bouillons und Verwerfen des Überstandes aus dem Sediment gewonnen, gewaschen und in 5 ml PBS resuspendiert. Bei der Gewinnung der obligat anaeroben Bakterien musste der Kontakt mit Sauerstoff auf ein Minimum reduziert werden. Daher wurde hier auf das Zentrifugieren, Waschen und Resuspendieren verzichtet und stattdessen die Bereiche stärkster Trübung der Bouillons abpippetiert und zum notwendigen Gesamtvolumen (5 ml) zusammengeführt. Die letztendliche Keimzahl in den zu verabreichenden Suspensionen wurde durch quantitative Kultivierung von jeweils 100 μl auf Columbia-Agar bestimmt. Dieses Vorgehen ermöglichte außerdem eine Reinheitskontrolle der Suspensionen (Nachweis möglicher Kontaminationen).

Die so rekolonisierten gnotobiotischen Tiere wurden wie gehabt mit *T. gondii* peroral infiziert. An Tag 8 p.i. erfolgte die Sektion unter sterilen Kautelen, nach dem die Tiere mit Isofluran® per Inhalations-Narkose getötet wurden. Genaueres siehe hierzu unter Punkt 2.4.

2.3.7 Versuche im Modell der DSS-induzierten Colitis
2.3.7.1 Material

3,5% Dextran Sodium Sulphate	Sigma-Aldrich®, St. Louis, USA
Haemoccult®	CARE diagnostica, Voerde, Deutschland

2.3.7.2 Die DSS-induzierte Colitis

Die Colitis wird chemisch mit Dextransulfat (DSS, *engl.* Dextran-Sodium-Sulphate) induziert. Hierbei handelt es sich um ein sulfatiertes Polysaccharid, welches die Tiere peroral via Trinkwasser erhalten. Es induziert im Colon durch eine primäre Epithelschädigung (Cooper *et al.* 1993) und Hemmung der Proliferationsrate und Vitalität der Endothelzellen (Dielemann *et al.* 1994) eine akute Entzündung. Allerdings ist die genaue Pathogenese der DSS-Colitis noch nicht vollständig geklärt.

Die DSS-induzierte Colitis ist eines der am besten charakterisierten Modelle entzündlicher Darmerkrankungen im Colon und die Schädigung im Darm ist direkt konzentrationsabhängig, wohingegen die aufgenommene Menge nicht mit der Mucosa-Schädigung korreliert (Egger *et al.* 2000). Das macht die Entzündungsinduktion recht gut steuerbar und eine schwere Entzündung im Colon tritt binnen 8-9 Tage ein, weshalb es uns für den Vergleich mit der *T. gondii*-induzierten Ileitis geeignet erschien.

2.3.7.3 Induktion der Colitis mit DSS (Dextrane sodium sulphate)

Zur Induktion der Colitis wurde das DSS *ad libitum* in einer 3,5%igen Konzentration verwendet und den Tieren für 7 bis 8 Tage via Trinkwasser peroral verabreicht. Alle 2 bis 3 Tage wurden Trinkwasser und DSS erneuert. Auch hier war die Sektion vom klinischen Zustand der Mäuse abhängig und fand in der Regel an Tag 8 oder 9 nach erster DSS-Gabe statt.

2.3.7.4 Klinischer „Score" der DSS-Colitis

Die Tiere wurden täglich eingehend untersucht, wobei der Gewichtsverlust, Blut im Stuhl sowie die Stuhlkonsistenz in einem klinischen „Score" (nach Siegmund *et al.* 2001, Tab. 7) erfasst wurden. Der Gewichtsverlust wurde in Prozent angegeben und berechnete sich wie folgt: (Gewicht an Tag 0 − Gewicht an Tag 8) × 100 / Gewicht an Tag 0. Mögliche rek-

Tabelle 7: Klinischer „Score" (nach Siegmund *et al.* 2001). Gewichtsverlust, Hämoccult®-Testergebnis und Stuhlkonsistenz werden in entsprechenden Werten erfasst, wodurch sich nach Aufsummierung ein „Score" ergibt, der den klinischen Zustand der Tiere vergleichbar macht.

Parameter	Wert / Befund	"Score"
Gewichtsverlust	0 – 5 %	0
Gewichtsverlust	5 – 10 %	1
Gewichtsverlust	10 – 15 %	2
Gewichtsverlust	15 – 20 %	3
Gewichtsverlust	> 20 %	4
Hämoccult	negativ	0
Hämoccult	positiv (mikroskopisch)	2
Hämoccult	makroskopisch	4
Stuhlkonsistenz	normal / hart	0
Stuhlkonsistenz	weich	2
Stuhlkonsistenz	am Anus klebend / wässrig	4

tale Blutungen wurden durch den Haemoccult®-Test ermittelt, bei dem durch Kontakt des Stuhls mit einer Indikatorlösung okkultes Blut durch einen Farbumschlag detektiert werden kann. Außerdem wurde der allgemeine klinische Zustand der Mäuse deskriptiv dokumentiert. So waren z.B. struppiges Fell, eine gekrümmte Schonhaltung, Bewegungseinschränkung oder die Separation von der Gruppe deutliche Erkrankungszeichen.

2.4 Sektion und Probennahme

Geräte:	Kühlschrank	Siemens, Berlin, Deutschland
	Pipetten	Eppendorf, Hamburg, Deutschland
	Präparierbesteck	Aesculap, Tuttlingen, Deutschland
	Zentrifuge	Heraeus, Hanau, Deutschland

Material:	Reaktionsgefäße (1,5 ml, 2 ml)	Eppendorf, Hamburg, Deutschland
	Histologiekassetten	Simport, Beloeil, Canada
	Eis	Langnese, Hamburg, Deutschland

Sonstiges:	Fixierungsnadeln und Korkplatten	Inst. für Mikrobiologie u. Hygiene
	flüssiger Stickstoff	Inst. für Mikrobiologie u. Hygiene
	Formalin 5%	Sigma-Aldrich®, St. Louis, USA

Grundsätzlich wurde der Sektionszeitpunkt von den infizierten nicht behandelten Kontrolltieren abhängig gemacht, d.h. wenn diese deutliche Krankheitszeichen zeigten (struppiges Fell, gekrümmte Schonhaltung, Separation von der Gruppe, usw.), wurden alle Tiere des Versuches nach Tötung mittels Isofluran®-Inhalation seziert (Tag 7-8 p.i.).

Nach Tötung wurden Bauch- und Brustfell der Mäuse mit 70%igem Ethanol desinfiziert und die Tiere an ihren Extremitäten auf dem Rücken liegend mit Nadeln auf einer Korkplatte fixiert. Dann wurde das Fell über der Bauchmitte mit zwei sterilen chirurgischen Pinzetten gegriffen und vorsichtig jeweils nach kranial und kaudal auseinander gezogen, ohne dabei das Peritoneum zu verletzen. Bei der nun folgenden kardialen Punktion wurde mit einer 1,5 ml-Spritze links parasternal über der Herzspitze in einem 45° Winkel kranialwärts eingestochen und das Blut entnommen (im Durchschnitt ca. 0,4 bis 0,8 ml). Anschließend musste die Bauchhöhle eröffnet werden, wozu das Peritoneum entsprechend Y-förmig eingeschnitten wurde. Im freiliegenden Situs waren die mesenterialen Lymphknoten, die Milz und der Darm zugänglich und konnten entsprechend der jeweiligen Fragestellung entnommen und weiterverarbeitet werden.

Der Darminhalt aus dem terminalen Ileum (distale 1-2 cm) wurde unter sterilen Kautelen in ein mit 1 ml steriler physiologischer NaCl-Lösung gefülltes Eppendorf-Cup ausgestrichen und bis zur weiteren Verarbeitung auf Eis gelagert.

Der Abschnitt, aus dem der Darminhalt entnommen wurde, konnte aufgrund der mechanischen Beanspruchung nicht für histologische Fragestellungen verwendet werden. Hierfür wurden die nächsten proximal gelegenen 5-10 cm Dünndarm verwendet, wodurch sichergestellt war, dass das gesamte restliche Ileum zur Begutachtung zur Verfügung stand. Es wurde zu einer sogenannten „Schweizer Rolle" in einer Histo-Kassette zusammengelegt (Abb. 11),

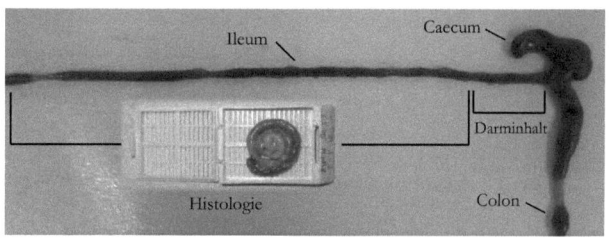

Abbildung 11: Gezeigt ist der Darm einer weiblichen naiven Maus mit den einzelnen Darmbereichen und den für die Sektion wichtigen Abschnitten

wobei das distale Ende einheitlich nach innen gelegt wurde, um evtl. mechanische Läsionen durch Scherkräfte beim späteren Schneiden möglichst von diesem Abschnitt fernzuhalten.

Für die Untersuchungen im Colitis-Modell wurde Darminhalt aus einem distalen Abschnitt des Colons entnommen und steril in PBS überführt. Der verbleibende Colon-Abschnitt (inkl. Caecum) wurde anschließend in Histo-Kassetten eingelegt und in 5%igem Formalin fixiert.

Spezielle Vorgehensweisen bei der Sektion, welche die unterschiedlichen Versuche erforderten, sind unter den entsprechenden Punkten unter 2.3 beschrieben.

2.5 Bakteriologische Diagnostik

Geräte:		
	Anaerobier-Töpfe	Oxoid, Cambridge, England
	Brutschrank	Heraeus, Hanau, Deutschland
	Glasspatel (Drigalski-Spatel)	Inst. für Mikrobiologie u. Hygiene
	Glasstäbe	Inst. für Mikrobiologie u. Hygiene
	Mikroskop	Zeiss, Oberkochen, Deutschland
	Pipetten (10-100 µl)	Eppendorf, Hamburg, Deutschland
	Waage	Sartorius, Goettingen, Deutschland
	Vortex	Janke & Kunkel, Staufen, Deutschland

Material:		
	Anaerobier-Töpfe	Oxoid, Cambridge, England
	Anaerocult®	Merck, Darmstadt, Deutschland
	Anaerotest® (Indikator)	Merck, Darmstadt, Deutschland
	Identifizierungssysteme **(Tab. 9)**	bioMérieux®, Nürtingen, Deutschland
	Nährmedien **(Tab. 8)**	Soweit nicht anders angegeben: Hergestellt aus Agar-Basis der Firma Oxoid in der Nährbodenküche der Inst. für Mikrobiologie u. Hygiene, CBF.
	Objektträger	Menzel Gläser®, Braunschweig, Deutschland
	Pasteur-Pipetten	Inst. für Mikrobiologie u. Hygiene
	Pipettenspitzen	Eppendorf, Hamburg, Deutschland
	Rundbodenröhrchen 5 ml	Inst. für Mikrobiologie u. Hygiene
	Tubes 15 ml	Nunc, Langenselbold, Deutschland

Tabelle 8: Für die mikrobiologische Diagnostik verwendete Nährmedien inkl. jeweiliger Selektivität und entsprechender Besonderheiten.

BLUT-AGAR	Nicht-selektiver Universal-Agar, Wachstum anspruchsvoller Organismen; Beurteilung des Hämolyseverhaltens
COLUMBIA-AGAR	Nicht-selektiver Universal-Agar, Wachstum anspruchsvoller Organismen – v.a. obligat anaerober Bakterien, Beurteilung des Hämolyseverhaltens
ENDO- BZW. MACCONKEY-AGAR	Selektiv für *Enterobacteriaceae* (gramnegative Stäbchen); enthält Lactose zur Differenzierung zwischen Lactose-positiven und – negativen Spezies (durch Lactose-Verwertung entsprechender Bakterien unter Bildung von Aldehyd und Säure kommt es zur Farbreaktion des Aldehyd mit Fuchsinsulfit im Medium) - Lactose-positive Bakterien (z.B. *E. coli*) ⇨ stark rötlich-lila - Lactose-negative Bakterien (z.B. *Proteus*) ⇨ hell, blaß
ACID-AGAR	selektiv für grampositive Kokken; enthält Äsculin zur Differenzierung zwischen Enterokokken und Staphylokokken (Enterokokken spalten Äsculin mittels β-Glukosidase, was zu einer Schwarzfärbung führt; Staphylokokken bewirken keine Verstoffwechslung)
ROGOSA-AGAR	Selektiv für grampositive Stäbchen (z.B. *Lactobacillen*), Merck
KV-AGAR	Selektiv für obligat anaerobe gramnegative Stäbchen; enthält Kana- und Vancomycin
HIRN-HERZ-BOUILLON	Flüssigvollmedium (Anreicherungsmedium) - Nicht-selektive Kultivierung anspruchsvoller Bakterien
THIOGLYCOLAT-BOUILLON	Flüssigvollmedium - Nicht-selektive Kultivierung anspruchsvoller Bakterien

Tabelle 9: Gezeigt sind die für die mikrobiologische Diagnostik verwendeten standardisierten Identifizierungssysteme mit Angabe der damit zu identifizierenden Keime.

System	Identifizierungsspektrum
Api® 10 S	*Enterobacteriaceae* und andere gramnegatve Stäbchen
„Bunte Reihe"	*Enterobacteriaceae* + Antibiogramm
Api® rapid ID 32 A	anaerobe Bakterien
Api® 50 CH / CHL	Bakterien der Gattung *Lactobacillus* und verwandte Spezies
Api® rapid ID 32 STREP	Streptokokken u. andere grampositive Kokken

Chemikalien:

Steriles NaCl	Inst. für Mikrobiologie u. Hygiene
Methanol	Sigma-Aldrich®, St. Louis, USA
Victoria-Blau 30%	Inst. für Mikrobiologie u. Hygiene
Lugol-Beize	Inst. für Mikrobiologie u. Hygiene
Chinin-Alkohol 1%	Inst. für Mikrobiologie u. Hygiene
Safranin 0,5%	Inst. für Mikrobiologie u. Hygiene
Immersionsöl	Sigma-Aldrich®, St. Louis, USA

2.5.1 Gewichtsermittlung des Darminhaltes

Für die spätere Angabe „Koloniebildende Einheiten pro Gramm Darminhalt" war es erforderlich, das Gewicht des verwendeten Darminhaltes zu ermitteln. Hierzu wurden die mit 1 ml steriler physiologischer NaCl-Lösung befüllten Eppendorf-Reaktionsgefäße vor und nach Einbringung des Darminhaltes gewogen. Durch Bildung der Differenz wurde das Gewicht des eingebrachten Darminhalts berechnet.

2.5.2 Verdünnungsreihe

Bei der quantitativen mikrobiologischen Analyse komplexer Habitate war es erforderlich, eine auswertbare Keimzahl auf die Agarplatten aufzutragen, da eine Überwucherung ebenso nicht verwertbare Ergebnisse liefert wie eine Minderbewachsung. Außerdem ergibt sich eine interne Qualitätskontrolle: Erstens konnte abgeschätzt werden, ob gewissenhaft gearbeitet wurde, denn die Unterschiede der Keimzahlen zwischen den Verdünnungsstufen sollte 2 Log-Stufen entsprechen – in Korrelation zu den entsprechenden Verdünnungen. Zweitens diente dies zur Unterscheidung zwischen Kontaminationen und ursprünglich im Darminhalt enthaltenen Keimen.

Um dies zu erreichen, wurde aus der Suspension von Darminhalt in 1 ml physiologi-

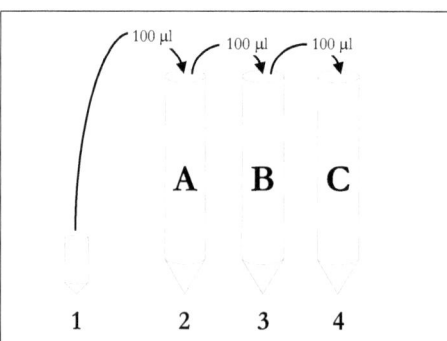

Abbildung 11: Verdünnungsreihe (schematisch).
1: 1 ml NaCl-Lösung mit Darminhalt.
2: Verdünnung „A" (1:10^2)
3: Verdünnung „B" (1:10^4)
4: Verdünnung „C" (1:10^6)

scher NaCl-Lösung nach gründlichem Resuspendieren und Vortexen eine dreistufige Verdünnungsreihe erstellt. Die Verdünnungsstufen 1:10^2, 1:10^4 und 1:10^6 stellten sich als optimal heraus. Hierfür wurden jeweils drei 10 ml Falcon Tubes mit 9,9 ml steriler physiologischer NaCl-Lösung befüllt und jeweils 100µl der vorhergehenden Verdünnung eingebracht (Abb. 11). Für spezielle Anwendungen (z.B. gnotobiotische Tiere) wurden die Verdünnungsstufen entsprechend angepasst.

2.5.3 Ausplattierung und Bebrütung

Von diesen drei Verdünnungsstufen wurden nun jeweils 100 µl auf 2 Columbia-Blut-Agarplatten aufgebracht, wovon eine aerob und eine anaerob bebrütet wurde. Außerdem wurden Selektivplatten verwendet, die nur in der 1:10^2-Verdünnung mitgeführt wurden (Abb. 12 und 13). Die aufgetragenen 100 µl wurden mit einem sterilen Glasspatel gleichmäßig auf der Agar-Platte ausplattiert.

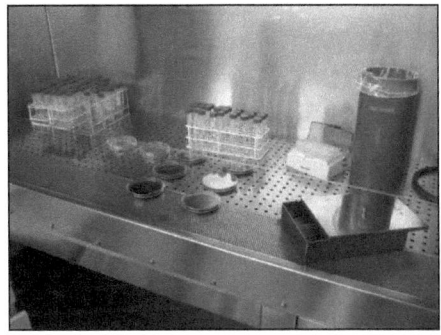

Abbildung 12: Aufbau eines sterilen Arbeitsplatzes für das Ausplattieren der Verdünnungsreihen.

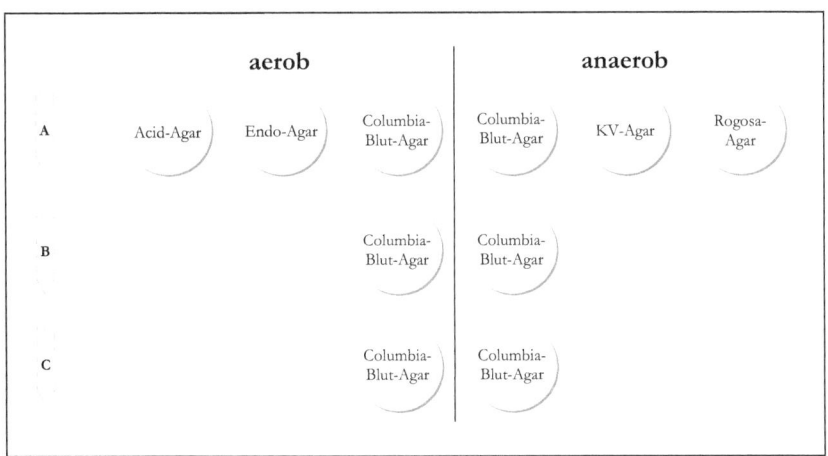

Abbildung 13: Schematische Darstellung der standardmäßig verwendeten Agar-Platten beim Ausplattieren.
A: Verdünnung 1:10^2. **B:** Verdünnung 1:10^4. **C:** Verdünnung 1:10^6. Bebrütung aerob: Selektivplatten (Acid- und Endo-Agar) und je eine Columbia-Blut-Agarplatte pro Verdünnungsstufe. Bebrütung anaerob: Selektivplatten (KV- und Rogosa-Agar) und je eine Columbia-Blut-Agarplatte pro Verdünnungsstufe.

2.5.4 Aerobe Diagnostik

Die Begutachtung der aerob bebrüteten Platte erfolgte jeweils nach 24 und 48 Stunden mit einer primär rein deskriptiven Differenzierung der unterschiedlichen Koloniemorphologien und der Dokumentation der koloniebildenden Einheiten (KBE) pro Morphe (Abb. 14). Dazu wurde folgendes Schema verwendet:

GEZÄHLTE KBE	NOTIERTE KBE
• 1 KBE	10^1
• 2 – 10 KBE	10^2
• 10 – 100 KBE	10^3
• 100 – 1000 KBE	10^4
• beginnend konfluierend	10^5
• gerade konfluiert	10^6
• Rasen (Überwucherung)	$>10^6$

Die notierte Anzahl liegt deshalb jeweils um den Faktor 10 über der gezählten Anzahl, da aus der ursprünglichen 1 ml-Suspension nur ein Zehntel (also 100 µl) entnommen wurde, um in die Verdünnungsreihe eingebracht zu werden. Es wird deutlich, dass ab einer Zahl von 10^5 nur noch ein grobes Abschätzen möglich und auch sinnvoll ist. Außerdem ergibt sich die untere Nachweisgrenze von 10^3 KBE in der 1 ml-Suspension, da dann genau 1 KBE in der 1:10^2-Verdünnung erscheint.

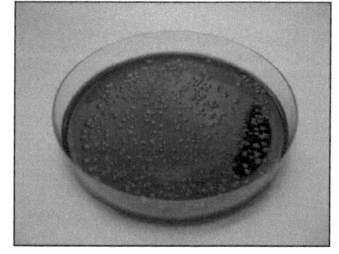

Abbildung 14: Bewachsene Columbia-Agar-Platte mit ca. 100-1000 KBE (hier: *E. coli*) nach 24h aerober Bebrütung.

Ein Ausplattieren der 1 ml-Suspension bzw. geringerer Verdünnungen als 1:10^2 war in den seltensten Fällen sinnvoll, da die Platten aufgrund der hohen Keimzahlen nur rasenähnliches Wachstum zeigten und somit eine Differenzierung oder gar Zählung unmöglich war. Ausnahmen bildeten hier natürlich Versuche, bei denen Tiere mit reduzierter Keimzahl untersucht wurden (Antibiotika-Therapie,

Gnotobioten). Von sämtlichen unterschiedlichen Koloniemorphologien wurden Präparate zum Färben nach Gram angefertigt. Dazu wurde mit einer sterilen Glasspitze ein Teil der zu untersuchenden Kolonie auf einem Objektträger in einen Tropfen sterile physiologische NaCl-Lösung eingerührt. Nach Lufttrocknung folgte eine 5-minütige Fixierung in Methanol und die anschließende Färbung nach Gram.

Gram-Färbung (Protokoll):

- Victoria-Blau 30%   2 min   - *Spülen unter Leitungswasser*
- Lugol-Beize   2 min   - *Spülen unter Leitungswasser*
- Chininalkohol 1%   10-15 sek   - *Spülen unter Leitungswasser*
- Safranin 0,5%   1 min   - *Spülen unter Leitungswasser*

Die gefärbten Präparate wurden anschließend luftgetrocknet, ein Tropfen Immersionsöl aufgebracht und mit 1000facher Vergrößerung in der Ölimmersion mikroskopiert. Die lichtmikroskopische Differenzierung erfolgte nach grampositiv und -negativ sowie Kokken und Stäbchen. Die Agarplatten wurden anschließend bebrütet und nach weiteren 24 Stunden zusammen mit den anaeroben Platten erneut begutachtet. Dies diente erstens dazu, einen direkten Vergleich zwischen aerob und/oder anaerob wachsenden Spezies anstellen zu können, zweitens, um Kolonien ausfindig zu machen, die möglicherweise nach 24 Stunden noch nicht gewachsen waren und drittens, die Zählung der nach 24 Stunden gewachsenen Kolonien ggf. zu korrigieren.

2.5.5 Anaerobe Diagnostik

Die anaerobe Flora benötigt im Allgemeinen zum Wachstum mehr Zeit als die aerobe Flora, weshalb die Begutachtung der bebrüteten Platten in der Regel nach 48 bzw. 72 Stunden erfolgte. Auch hier wurde primär eine rein deskriptive Differenzierung der unterschiedlichen Koloniemorphologien und die Dokumentation der koloniebildenden Einheiten (KBE) pro Morphetypus vorgenommen (entsprechendes Schema: 2.5.4). Nach Dokumentation dieser Daten war es notwendig, obligat anaerobes Wachstum von fakultativ anaerobem zu differenzieren. Hierzu dienten die im Folgenden aufgeführten Schritte:

Pro Tier wurden von allen gefundenen unterschiedlichen Koloniemorphologien Subkulturen angelegt. Dafür wurde mit einer sterilen Glasspitze das Material einer repräsentative KBE eines Morphetypus von den anaerob bebrüteten Agarplatten auf zwei Columbia-Agar-Platten aufgetragen und mit sterilen Glasstäben fraktioniert ausgestrichen. Jeweils eine dieser Platten wurde anschließend aerob bebrütet und nach 24 bzw. 48 Stunden begutachtet. Die andere Platte wurde anaerob bebrütet und entsprechend nach 48 bzw. 72 Stunden abgelesen.

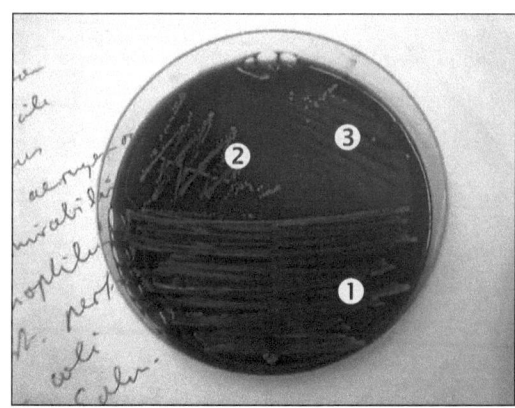

Abbildung 7: Agarplatte mit fraktionierten Verdünnungsausstrichen.
① Erster Ausstrich mit einem Glasstab, mit dem eine Einzelkolonie des entsprechenden Bakteriums aufgenommen wurde.
② Zweiter Ausstrich mit neuem, sterilem Glasstab nach Entnahme (orthogonal zur Ausstreichrichtung) aus dem ersten Ausstrich.
③ Dritter Ausstrich nach Entnahme aus dem zweiten Ausstrich.

Beim Ablesen erfolgte eine rein deskriptive Dokumentation der Koloniemorphologie und bis in welchen Ausstrich ein Wachstum nachweisbar war (Erläuterung zum fraktionierten Ausstreichen siehe Abb. 7). Dies erlaubte eine Differenzierung in mikroaerophiles Wachstum (minimales Wachstum im ersten Ausstrich bei aerober Bebrütung, Wachstum bis in den dritten Ausstrich bei anaerober Bebrütung), fakultativ anaerobes Wachstum (kein unterschiedliches Wachstum bei aerober bzw. anaerober Bebrütung) sowie obligat anaerobes Wachstum (Wachstum ausschließlich auf der anaerob bebrüteten Platte). Von diesen Subkulturen, die im Idealfall Reinkulturen waren, wurden nun ebenfalls mikroskopische Präparate erstellt, nach Gram gefärbt und mikroskopiert. Sollte es sich um Mischkulturen handeln, war ein erneutes Subkultivieren bzw. eine mikroskopische Differenzierung notwendig. Sollte eine Speziesdiagnostik angeschlossen werden, war die Subkultivierung von Reinkulturen unabdingbar.

2.5.6 Mikrobiologische Differenzierungstests

Außer der mikroskopischen Differenzierung der Präparate durch Gram-Färbung wurden verschiedene mikrobiologische Tests angewendet, um weitere Hinweise für die entsprechenden Gattungen und eine notwendige Vorabdifferenzierung für die biochemische Speziesdiagnostik zu erhalten.

1. KATALASE-TEST

Prinzip: Das Ferment (=Enzym) Katalase versetzt bestimmte Mikroorganismen in die Lage, das beim Stoffwechsel entstehende toxische H_2O_2 in Wasser und Sauerstoff umzusetzen.

$2 H_2O_2 \Rightarrow 2 H_2O + O_2$ (O_2 bewirkt „Sprudeln")

Da *Staphylokokken* grundsätzlich eine Katalase aufweisen, Streptokokken hingegen nicht, ermöglicht dieser Test eine Differenzierung zwischen diesen beiden Gattungen.

Technik: Mit einer sterilen Glasspitze wird eine Kolonie von der Agarplatte aufgenommen und auf einen Objektträger gebracht, ein Tropfen 5%iges H_2O_2 hinzugegeben, und die sofortige Blasenbildung zeigt ein positives Testergebnis an.

2. KOAGULASE-TEST

Prinzip: Die Plasmakoagulase ist ein Gerinnungsenzym, welches das Koagulieren von Kaninchen- oder Menschenplasma bewirkt. Daher zeigt sich bei Kontakt entsprechender Mikroorganismen mit Plasma eine sichtbare Koagulation. Ein positives Testergebnis zeigt *Staphylococcus aureus*, wohingegen z.B. *Staphylococcus saprophyticus* und *Staphylococcus epidermidis* ein negatives Testergebnis (also keine sichtbare Koagulation) zeigen.

Technik: Ein Tropfen Plasma wird auf das Testfeld aufgebracht und anschließend mit einer sterilen Glasspitze eine Kolonie von der Agarplatte eingerührt. Nach mehrmaligem Hin- und Herschwenken zeigt sich bei positivem Ergebnis eine sichtbare Koagulation.

3. OXIDASE-TEST

Prinzip: Die Oxidase ist ein Enzym, das Cytochrom (ein farbloser, in reduzierter Form vorliegender Farbstoff) zu oxidieren vermag, wodurch es zu einem Farbumschlag nach blau-violett kommt (positives Testergebnis).

Technik: Ein Tropfen Oxidase-Reagenz wird direkt auf die zu untersuchenden Kolonien auf der Agarplatte gegeben. Kommt es innerhalb einer Minute zu einer Blau-Violettfärbung, ist das Testergebnis positiv. Bleibt der Farbumschlag aus oder tritt sehr verzögert ein, ist das Ergebnis als negativ zu bewerten.

2.5.7 Speziesdiagnostik

Von den durch Subkultivierung erhaltenen Reinkulturen wurde bei entsprechender Fragestellung mittels kommerziell erhältlicher Differenzierungssysteme bzw. mit Hilfe der „Bunten Reihe", die im Institut für Mikrobiologie und Hygiene (CBF) hergestellt wurde, eine Speziesdiagnostik angeschlossen. Welches der jeweiligen Systeme zur Anwendung kommen sollte, wurde anhand der Kombination aus mikroskopischem Ergebnis, Koloniemorphologie und evtl. dem Ergebnis aus einem mikrobiologischen Test entschieden. Die grundlegende Funktionsweise dieses Systems besteht in einer biochemischen Leistungsprüfung des jeweiligen Bakteriums. Durch enzymatische Vorgänge werden verschiedene Substrate umgesetzt, was einen charakteristischen Farbumschlag bewirkt. Dieses für die jeweilige Spezies kennzeichnende Profil wird numerisch kodiert und über entsprechende Bibliotheken kann dann die Bakterienart identifiziert werden. Die verwendeten Systeme sind unter 2.5 aufgeführt und näher beschrieben.

2.5.8 Translokation von Bakterien

Hier sollte eine mögliche Translokation von Bakterien unter der Entzündung in sekundäre immunologische Organe wie MLN und Milz, sowie eine Bakteriämie untersucht werden. Dazu wurden während der Sektion jeweils ein Teil der MLN und der Milz, sowie 1 bis 2 Tropfen Vollblut aus der kardialen Punktion unter sterilen Kautelen entnommen und in Thioglycolat-Bouillon überführt. Diese wurden dann bei 37°C für 96 Stunden bebrütet und anschließend hinsichtlich bakteriellen Wachstums, welches sich durch eine Trübung der Bouillon darstellt, untersucht. Bei Trübung wurden die jeweiligen Bouillons mit einem sterilen Tupfer auf Agarplatten ausgestrichen. Für die aerobe Bebrütung kamen hier Blut-, MacConkey- und Acid-Agarplatten, für die anaerobe Bebrütung Columbia- und KV-Agarplatten zur Anwendung. Im Folgenden wurden die Platten aerob für 48 Stunden und anaerob für 72 Stunden bei 37°C bebrütet. Anhand der weiter oben beschriebenen mikrobiologischen Methoden (Morphologie-Deskription, Mikroskopie, mikrobiologische Tests und Identifizierungssysteme) wurden die Bakterienspezies bestimmt.

Eine Quantifizierung war mit dieser Methode nicht möglich, da es sich bei den Bouillons um Anreicherungsmedien handelt, wodurch ausschließlich beantwortet werden kann, ob sich in den untersuchten Organen lebende Bakterien befanden oder nicht.

2.6 Histologische Methoden

2.6.1 Herstellung von Paraffin-Blöcken

Geräte:	Entwässerungsautomat	Shandon, Frankfurt, Deutschland
	Ausgießstation	Leica, Wetzlar, Deutschland
	Kühlplatte	Leica, Wetzlar, Deutschland
	Metallstößel / -stampfer	Inst. für Pathologie – CBF
	Ausgußwannen versch. Größen	Inst. für Pathologie – CBF

Material:	Histologiekassetten	Simport, Beloeil, Canada

Chemikalien:

	Formalin 5%	Sigma-Aldrich®, St. Louis, USA
	Paraffin	Inst. für Pathologie – CBF

2.6.2 Schneiden der Paraffinblöcke

Geräte:	Microtom (Microm HM 355)	Thermo Fisher Scientific, Walldorf, Deutschland

	Kühlplatte (Microm CP 60)	Thermo Fisher Scientific, Walldorf, Deutschland
Material:	Microtomklingen	Feather
	Objektträger (für PAP)	DAKO, Hamburg, Deutschland
	Objektträger (für HE)	Menzel Gläser®, Braunschweig, Deutschl.

Chemikalien:

    Aqua dest.   Inst. für Mikrobiologie u. Hygiene

Die fixierte Darmrolle wurde im Institut für Pathologie der Charité CBF mittels einer absteigenden Alkoholreihe entformalinisiert und anschließend in Paraffin eingebettet. Aus den entstehenden Blöcken wurden dann am Microtom 5 µm dünne Schnitte gewonnen, die über Nacht auf Objektträgern bei 60°C fixiert wurden. Die so fixierten Präparate konnten dann mittels Hämatoxylin & Eosin (HE) bzw. der Peroxidase-Antiperoxidase (PAP)- Färbung gefärbt werden.

2.6.3 Färbung nach HE (Hämatoxylin und Eosin)

Geräte:	Objektträgerhalter	Rotilabo®, Karlsruhe, Deutschland
	Färbekästen nach Hellendahl	Roth, Karlsruhe, Deutschland

Chemikalien:

	Aqua dest.	Inst. für Mikrobiologie u. Hygiene
	Entellan®	Merck, Darmstadt, Deutschland
	Chloralhydrat	Merck, Darmstadt, Deutschland
	Eisessig	Sigma-Aldrich®, St. Louis, USA
	Eosin	Merck, Darmstadt, Deutschland
	Ethanol (70%, 80%, 90%)	Merck, Darmstadt, Deutschland
	Hämatoxylin	Merck, Darmstadt, Deutschland
	Isopropanol	Sigma-Aldrich®, St. Louis, USA

Kaliumaluminiumsulfat	Merck, Darmstadt, Deutschland
Natriumjodat (NaJO$_3$)	Riedel De Haën, Seelze, Deutschland
Phloxinlösung (1%)	Sigma-Aldrich®, St. Louis, USA
Xylol	J.T. Baker, Griesheim, Deutschland
Zitronensäure	Sigma-Aldrich®, St. Louis, USA

ZUSAMMENSETZUNG EOSIN (NACH MAYER):

Ethanol (96%)	780 ml
Phloxinlösung (1%)	10 ml
wässrige Eosinlösung	
Eosin	1,0 g
Eisessig	3 Tropfen
Aqua dest.	ad 100 ml
Eisessig	10 ml

ZUSAMMENSETZUNG HÄMALAUN (NACH MAYER):

Hämatoxylin	1,0 g
Natriumjodat (NaJO3)	0,2 g
Kaliumaluminiumsulfat	50,0 g
Chloralhydrat	50,0 g
Zitronensäure	1,0 g
Aqua dest.	ad 1000 ml

Diese Färbung war für die histologische Beurteilung – speziell das Ausmaß der entzündlichen Veränderungen – des Darms notwendig. Hierfür wurden die Präparate jeweils für die im Folgenden angegebenen Zeiten nacheinander in den entsprechenden Chemikalien inkubiert:

1. Absteigende Alkoholreihe (Entparaffinierung)

Xylol	5 min
Xylol	5 min
Isopropanol	5 min
96% Ethanol	5 min
80% Ethanol	5 min
70% Ethanol	5 min

2. **Hämatoxylin**   3-4 min

3. Spülen und Bläuen in Leitungswasser   5 min

4. **Eosin**   7 min

5. Spülen unter Leitungswasser

6. Aufsteigende Alkoholreihe (Entwässerung)

70% Ethanol	5 min
80% Ethanol	5 min
96% Ethanol	5 min
Isopropanol	5 min
Xylol	5 min
Xylol	5 min

7. Eindecken mit Entellan®

2.6.4 Peroxidase-Antiperoxidase-Färbung (PAP) am Paraffinschnitt

Geräte:		
	feuchte Kammer	Inst. für Mikrobiologie u. Hygiene
	Objektträgerbänke	Roth, Karlsruhe, Deutschland
	Pipetus®-Akku	Hirschmann Laborgeräte, Eberstadt, Deutschland
	Pipetten	Eppendorf, Hamburg, Deutschland
	Färbekästen nach Hellendahl	Roth, Karlsruhe, Deutschland
	Pinzette	Aesculap, Tuttlingen, Deutschland
	Glasrührstab	Inst. für Mikrobiologie u. Hygiene

Material:	Pipettenspitzen	Eppendorf, Hamburg, Deutschland
	Pipetten (5ml / 10ml, steril)	Falcon®, BD Bioscience, Franklin Lakes, USA
	Entellan®	Merck, Darmstadt, Deutschland
	Deckgläschen (div. Größen)	Menzel Gläser®, Braunschweig, Deutschl.
	Objektträger	Menzel Gläser®, Braunschweig, Deutschl.

Reagenzien /
Chemikalien:

	Ammoniak (1%ige Lösung)	Inst. für Mikrobiologie u. Hygiene
	Aqua dest.	Inst. für Mikrobiologie u. Hygiene
	$CuSO_4$	Merck, Darmstadt, Deutschland
	DAB (Tablette)	Sigma-Aldrich®, St. Louis, USA
	Ethanol (70%, 80%, 90%)	Merck, Darmstadt, Deutschland
	H_2O_2 (30%ige Lösung in Wasser)	Sigma-Aldrich®, St. Louis, USA
	Hämatoxylin	Merck, Darmstadt, Deutschland
	Isopropanol	Sigma-Aldrich®, St. Louis, USA
	mPBS	Bio Whittaker, Verviers, Belgien
	NaCl	Merck, Darmstadt, Deutschland
	PAP	DAKO, Hamburg, Deutschland,
	Xylol	J.T. Baker, Griesheim, Deutschland

Antikörper / Seren:	Kaninchenserum (Primär-AK)[1]	AG Liesenfeld
	Schweine-anti-Kaninchen-Immunglobulin	
	Schweineserum	DAKO, Hamburg, Deutschland
	Sekundär-AK	DAKO, Hamburg, Deutschland

---

[1] Ein Chinchilla-Bastard Kaninchen wurde mit 20 Zysten *T. gondii* (Stamm ME 49) in 0,4 ml i.p. infiziert und ca. zweieinhalb Monate später mit einer Injektion von 3×10⁵ Parasiten (*T. gondii*, Stamm BK, Prof. Janitschke, RKI Berlin) „geboostert". Das Blut wurde aus einer Ohrvene entnommen, das Serum abzentrifugiert und bis zur weiteren Verwendung bei -20°C gelagert.

Lösungen:	DAB-Lösung	DAB-Tablette in 5 ml PBS lösen, abgedunkelt gelagert
	DAB-ArbeitsLösung	2ml Überstand der DAB-Lsg. + 10 µl 30%iges H_2O_2
	$CuSO_4$-Lösung	100 ml 0,85%ige NaCl-Lsg. + 0,5g $CuSO_4$
	H_2O_2-Lsg.	4ml 30%iges H_2O_2 + 36 ml Aqua dest.
	mPBS-Stammlsg.	150,4 g $K_2HPO_4.H_2O$ + 26 g $Na_2HPO_4.H_2O$ + 800 ml Aqua dest.
	mPBS-Gebrauchslsg.	mPBS-Stammlsg. 1:25 mit Aqua dest. verdünnt

Die PAP-Färbung diente dem immunhistochemischen Nachweis von *T. gondii*-Vakuolen im Darmgewebe. Pro Färbung wurde als Positivkontrolle ein Gewebeschnitt, der nachgewiesen *T. gondii*-positiv war, mitgeführt. Alle Seren, Antikörper und Chemikalien wurden in mPBS verdünnt, und die Inkubation erfolgte entweder in Standküvetten (Alkoholreihen, Aqua dest., mPBS, Cu-Sulfat-Lösung, Hämatoxylin und 1%ige Ammoniaklösung) oder liegend auf Objektträgerbänken (Seren, Antikörper, DAB-Lösung).

Zu Beginn der Färbung wurden die Präparate in einer absteigenden Alkoholreihe entparaffiniert und anschließend für 5 min in Aqua dest. inkubiert:

Xylol	5 min
Xylol	5 min
Isopropanol	5 min
96% Ethanol	5 min
80% Ethanol	5 min
70% Ethanol	5 min
Aqua dest.	5 min

Danach folgte eine 20-minütige Inkubation in 3%iger H_2O_2-Lösung zur Blockierung der endogenen Peroxidase-Aktivität im Gewebe, um eine falsch-positive Anfärbung zu verhindern. Anschließend wurden die Präparate 2- bis 3-mal mit Aqua dest. gespült und für 5 min in mPBS inkubiert.

Nun wurden die Objektträger um die Präparate herum trocken gewischt, mit Hilfe einer Pipette ca. 200 µl Schweineserum (Fa. Dako, Nr. X0901, 1:10 verdünnt) pro Schnitt aufgetragen und für 30 min bei Raumtemperatur inkubiert. Vor dem folgenden Auftragen des Primär-Antikörpers (polyklonaler Antikörper gegen *T. gondii* aus dem Serum eines infizierten Kaninchens; Verdünnung während des gesamten Arbeitszeitraumes 1:2000 in mPBS) wurde das Schweineserum ohne Spülen ablaufen gelassen. Die Inkubation mit dem Primär-Antikörper erfolgte über Nacht in einer feuchten Kammer bei 4°C. Außerdem musste die DAB-Lösung für den nächsten Tag vorbereitet werden, wozu eine DAB-Tablette (Fa. Sigma, Cat. Nr. D-4293) in 5 ml mPBS gelöst wurde. Das entsprechende Röhrchen war mit Alufolie zu umwickeln, da die Lösung lichtempfindlich ist.

Nach der Inkubation des Primär-AK wurden die Schnitte mit mPBS gespült und 5 min in einer mit mPBS gefüllten Standküvette inkubiert. Nun folgte, nach Trocknung der Objektträger um die Präparate, das Auftragen des Sekundär-AK (Fa. Dako, Nr. Z0196, Schwein-anti-rabbit-Ig) mittels Pipette, welcher 1:100 mit mPBS verdünnt wurde. Während der 30-minütigen Inkubation bei Raumtemperatur wurden die Schnitte mit einer Haube vor direktem Lichteinfall geschützt.

Es folgte erneutes Spülen der Schnitte mit mPBS, 5 min Inkubation in mPBS und Trocknung der Objektträger um die Präparate. Auch die nun aufzutragende PAP (Fa. Dako, Nr. Z0113) musste 1:100 mit mPBS verdünnt werden und 30 min bei Raumtemperatur inkubieren. Nach Spülung der Schnitte mit mPBS und 5 min Inkubation in mPBS wurde die DAB-Arbeitslösung (2 ml bräunlicher Überstand der am Vortag angesetzten Lösung mit 10 µl 30%igem H_2O_2) mit einer Pipette aufgetragen und die Schnitte ca. 5 min damit inkubiert. Während der Inkubation wurde an der Positivkontrolle unter dem Mikroskop das Färbeergebnis kontrolliert und danach die Inkubationszeit gegebenenfalls angepasst. Hatte die Braunfärbung eine angemessene Intensität, wurden die Schnitte mit mPBS gespült und nacheinander für jeweils 5 min in mPBS und Aqua dest. inkubiert. Zur Dunklung des DAB-

Produktes folgte eine 5-minütige Inkubation in Cu-Sulfat-Lösung mit anschließendem 2 bis 3-maligem Spülen unter Leitungswasser. Die Schnitte wurden dann durch 5-10 sek Inkubation in Hämatoxylin gegengefärbt, unter Leitungswasser gespült und für 15 sek mit 1%iger Ammoniaklösung gebläut.

Abschließend entwässerte man die Schnitte mit Hilfe einer aufsteigenden Alkoholreihe:

70% Ethanol	5 min
80% Ethanol	5 min
96% Ethanol	5 min
Isopropanol	5 min
Xylol	5 min
Xylol	5 min

Die gefärbten Schnitte konnten nun mit Entellan® und Deckgläschen eingedeckt werden.

2.6.5 Histologische Auswertung und Erstellung der Fotos
2.6.5.1 Beurteilung des Darms anhand HE-gefärbter Präparate

Bei den HE-gefärbten Präparaten wurde von zwei unabhängigen erfahrenen Gutachtern (Markus M. Heimesaat, David Fuchs) anhand des folgenden histologischen "Scores" das Ausmaß der entzündlichen Darmveränderungen bei 200-facher Vergrößerung beurteilt.

Histologischer "Score":

„0"	**Intaktes Epithel**
„1"	**Ödematöse epitheliale Veränderungen**
„2"	**Transsudat** ohne **Zellen, Epithel intakt**
„3"	**Transsudat** mit **Zellen**
„4"	**Beginnende Auflösung** der Epithelschicht
„5"	**Nekrose** (< 50% der Darmlänge)
„6"	**Nekrose** (> 50% der Darmlänge)

2.6.5.2 Zählung der Parasitenzahl im Darm

Zur Bestimmung der Parasitenzahl im Darm wurden in den PAP-gefärbten Präparaten randomisiert zweimal 1 cm (distal und proximal) markiert und in diesen Abschnitten die *T. gondii*-Vakuolen von zwei unabhängigen, erfahrenen Gutachtern bei 200-facher Vergrößerung ausgezählt und gemittelt.

2.6.5.3 Digitale Fotographie

Für die digitale mikroskopische Fotographie von repräsentativen Darmabschnitten wurde die Mikroskopanlage Anxiostar (Zeiss) verwendet und die Bilder ggf. mit Hilfe der EasyBase®-Software nachbearbeitet, um Helligkeit, Kontrast und Farbsättigung zu optimieren. Für alle makroskopischen Aufnahmen wurde eine Canon Ixus 330-Kamera verwendet und die Bilder ggf. mit Adobe Photoshop nachbearbeitet.

2.7 Molekularbiologische Methoden

Die molekularbiologischen Untersuchungen der Darmflora wurden in Kooperation mit André Fischer, Campus Charité Mitte (CCM), im Rahmen seiner Dissertation durchgeführt. Hierfür wurden (nach Abpipettieren der für die mikrobiologische Diagnostik notwendigen Menge des Darminhaltes) die entsprechenden Proben auf Eis gelagert und umgehend zum CCM transferiert, um dort weiterverarbeitet zu werden.

Bezüglich genauer Materialangaben bzw. weiterführender Informationen soll an dieser Stelle, sofern die Angaben nicht erfolgten, auf die entsprechende Dissertationsschrift von André Fischer (Titel: „Wechselwirkungen der intestinalen Mikroflora und des angeborenen Immunsystems bei entzündlichen Erkrankungen im Gastrointestinaltrakt.", 2007) verwiesen werden.

2.7.1 DNA-Isolierung und Polymerasekettenreaktion
2.7.1.1 Isolierung von DNA

Für die Extraktion bakterieller Gesamt-DNA aus unterschiedlichen Probenmaterialien kamen Standard-DNA-Verfahren zum Einsatz. Die kommerziellen Verfahren wurden je nach Probeneigenschaften gezielt ausgewählt.

Enzymatisch-mechanische Extraktion von DNA mit Phenol-Chloroform

Dieses Verfahren wurde für die DNA-Extraktion aus Ileum-Darminhalt gewählt. Dieser wurde wie unter 2.4 beschrieben entnommen, in PBS resuspendiert und bei 4°C mit 16.000 × g für 10 min zentrifugiert. Das Sediment wurde dann in 50 µl Lysepuffer (500 mM Tris (pH 9.0), 20 mM EDTA, 10 mM NaCl, 1% SDS) resuspendiert. Die enzymatische Lyse erfolgte nach Zugabe von 20 µl Proteinase K (20 mg/ml; Sigma-Aldrich) durch einstündige Inkubation bei 56°C. Um auch Zellwände grampositiver Bakterien aufzuschließen, wurde das Lysat mit 150 µl Phenol, 150 µl CI-Lösung (Chloroform:Isoamylalkohol 24:1; vol/vol) und 0,3 g Zirkonium-Silika-Perlen versetzt. Nach der mechanischen Behandlung (3 × 30 sek auf Stufe 5,5) im Homogenisator (FastPrep FP120) folgte eine Zentrifugation (5 min bei 16000 × g). Die DNA-haltige wässrige Phase wurde anschließend mit CI-Lösung zweimal gewaschen. Nach DNA-Fällung mit 0,1 Volumenteilen Natriumacetat (3 M) und 2,5 Volumenteilen Ethanol (-20°C über Nacht) erfolgte eine Zentrifugation (20 min bei 16.000 × g) und das DNA-Pellet wurde anschließend zweimal mit Ethanol (70% vol/vol) gewaschen, in einer Vakuumzentrifuge getrocknet und in 300 µl TE-Puffer resuspendiert. Die Lagerung der extrahierten DNA erfolgte bei -20°C.

Thermische Lyse von Bakterien

Für die Freisetzung von DNA aus anaeroben gramnegativen Bakterienisolaten wurde eine Kolonie vom Festmedium abgenommen und in 250 µl PBS suspendiert. Nach dreimaligem Aufkochen (98°C/10 min) und Tiefkühlen (-20°C) wurden die Lysate kurz anzentrifugiert und die DNA im Überstand direkt für die Amplifikation im PCR-Reaktionsansatz verwendet (1 µl).

Isolierung von DNA mit dem QIAmp-DNA-Stool-Kit

Für die molekulare Analyse der Bakterienflora aus Faecesproben (Colon) wurde der „QIAmp-DNA-Stool-Kit" verwendet. Mögliche PCR-Inhibitoren, die im Faeces in hoher Konzentration enthalten sein können, sollen durch diesen „Kit" reduziert werden. Die Extraktion erfolgte laut Herstellerprotokoll.

2.7.1.2 Amplifikation der bakteriellen 16S rRNA-Gene

Für die spezifische Amplifikation von DNA des bakteriellen 16S rRNA-Gens wurde die Polymerase-Ketten-Reaktion (PCR; Mullis & Faloona, 1987) verwendet. Da die hitzestabile Taq-DNA-Polymerase aus *Thermophilus aquaticus* (AmpliTaq DNA Polymerase, Applied Biosystems) keine „Proof reading[1]"-Aktivität hatte, wurde den Reaktionsgemischen für die PCR Pfu-DNA-Polymerase (im Verhältnis 10/1 [Taq/Pfu]) beigemischt, die bei identischem Temperaturoptimum (72°C) „Proof reading" katalysiert. Die Amplifikation der 16S rRNA-Gene erfolgte unter Standardbedingungen in 50 µl Reaktionsgemisch (2 mM $MgCl_2$; 1,25 mg Bovines Serum Albumin (BSA); 0,5 µM Primer TPU1; 0,5 µM Primer (RTU8); 200 µM dNTPs; 5,0 U AmpliTaq DNA Polymerase; 0,5 U Pfu Turbo Cx DNA Polymerase; Stratagene) im T3 Thermocycler. Nach einer initialen Denaturierung bei 98°C für 3 min wurde die Amplifikation (29-mal: 95°C/20 sek; 58°C/30 sek; 72°C/1 min) durchgeführt. Nach einer abschließenden Elongation für 7 min bei 72°C wurden die PCR-Produkte elektrophoretisch aufgetrennt.

2.7.1.3 Klonierung der amplifizierten 16S rRNA

Die durch PCR amplifizierten 16S rRNA-Gene der Bakterien, die aus dem Mausdarm isoliert worden waren, wurden mit dem „TOPO-TA-Cloning®-Kit" und dem „TA-Cloning®-Kit" gemäß den Angaben des Herstellers kloniert. Die zu klonierenden PCR-Produkte wurden durch eine präparative Agarose-Gel-Elektrophorese gereinigt und mit dem „QiaQuick-Gel-Extraction-Kit" aus dem Gel eluiert. Die PCR-Produkte wurden mit den Plasmid-Vektoren pCR®2.1/pCR® 2.1-TOPO® ligiert und in *E. coli* TOP10F' transformiert. Die transformierten Zellen wurden auf LAXI-Agar kultiviert (37°C, ü.N.) und im Anschluss einem Blau-Weiß-„Screening"[2] unterzogen. Nach einmaliger Überimpfung und Kultivierung weißer, positiver Kolonien auf LAXI-Agar wurde mit 1 µl Zelllysat einer weißen Kolonie die

---

[1] Proof reading *(engl.)*: Korrekturlese-Funktion von Polymerasen, mit welcher der Einbau eines unpassenden Nukleotids erkannt und ggf. korrigiert werden kann (auch als Exonuklease-Aktivität bezeichnet).
[2] Blau-Weiß-„Screening": Durch Insertion der Plasmid-Vektoren in *E. coli*-DNA wird das lac-Operon zur Produktion von u.a. ß-Galactosidase zerstört, wodurch die entsprechenden *E. coli*-Kolonien nach erfolgreicher Insertion keine ß-Galactosidase mehr produzieren und somit auch keine Lactose mehr spalten können. Durch Zugabe von X-Gal (5-Brom-4-Chlor-3-indolyl-ß-d-Galactosid), einer Substanz, die ebenfalls von ß-Galactosidase gespalten wird, können die *E. coli*-Kolonien differenziert werden: *E. coli* mit erfolgreicher Insertion bleiben weiß, *E. coli* mit fehlgeschlagener Insertion produzieren weiterhin ß-Galactosidase, welche das X-Gal spaltet, wobei das Spaltprodukt 5-Bromo-4-Chloro-3-Indol entsteht. Dieses oxidiert an Luft und verleiht den Kolonien eine Blaufärbung.

Insertlänge in den rekombinanten Plasmiden mittels PCR durchgeführt. Dazu wurde die in die Plasmide inserierte bakterielle DNA mit den zu den flankierenden Plasmidbereichen komplementären Primern M13(-20) und M13-Reverse in 25 µl Reaktionsgemisch unter Standardbedingungen amplifiziert.

2.7.1.4 Isolierung der bakteriellen Plasmid-DNA

Für die Präparation der Plasmid-DNA wurden die transformierten Bakterien aus je einer weißen Kolonie auf LAXI-Festmedium in 1 ml LB-Medium mit Ampicillin (50 g/ml) bei 37°C über Nacht kultiviert. Die Isolierung und Aufreinigung der Plasmid-DNA erfolgte mit dem „Invisorb Spin Plasmid Mini Kit" oder dem „GFX®Micro Plasmid Kit" gemäß der Herstellerangaben. Die isolierten Plasmide wurden elektrophoretisch aufgetrennt und im UV-Licht analysiert.

2.7.1.5 Reinigung und Überprüfung der PCR-Produkte

Silika-Reinigung

Die Menge der verwendeten Reagenzien für die Silika-Aufreinigung (Boyle & Lew, 1995) wurde proportional an das Volumen des PCR-Reaktionsgemisches angepasst. Einem Standard-PCR-Volumen von 50 µl wurden 90 µl Natriumjodidlösung (6M) und 7 µl Silika-Suspension zugegeben und 10 min bei Raumtemperatur geschüttelt. Nach einminütiger Zentrifugation bei 16.000 × g wurde der Überstand verworfen und das Pellet zweimal mit Silika-Waschpuffer gewaschen. Die Elution der DNA erfolgte mit 50 µl TE-Puffer bei 50°C für 10 min. Nach Zentrifugation für 1 min bei 16.000 × g wurde der DNA-haltige Überstand abgenommen. Die gereinigten PCR-Produkte wurden anschließend in einem Agarose-Gel auf die erwartete Größe hin überprüft.

Photometrische Bestimmung der DNA-Konzentration

Zunächst wurden von der zu bestimmenden DNA-Lösung Verdünnungen in Wasser oder Elutionspuffer hergestellt. Durch Absorptionsmessung bei 260 und 280 nm sowie durch Berechnung des Verhältnisses OD260/OD280 waren Rückschlüsse auf die Reinheit der Nukleinsäurelösungen möglich.

Agarose-Gel-Elektrophorese für DNA und PCR-Produkte

Die qualitative Kontrolle der PCR-Produkte und DNA-Extrakte erfolgte durch Auftrennung eines Gemisches aus je 5 µl Amplifikat oder 1 µl DNA-Extrakt und 3-5 µl Agarose-Gel-Probenpuffer in einem horizontalen Agarose-Gel (0,8%-4,0% je nach Amplikongrösse variierend). Zur Anfärbung der Nukleinsäuren wurde 1 µl Ethidiumbromidlösung (10 mg/ml) zu 100 ml heißer, flüssiger Agarose-Lösung gegeben. Die Trennung erfolgte bei 10 V/cm in 1x TBE. Die DNA-Banden in den Gelen wurden anschließend im UV-Licht sichtbar gemacht und mit dem „GeneGenius"-System ausgewertet und dokumentiert.

2.7.2 Denaturierende Gradienten-Gel-Elektrophorese (DGGE)

Mit Hilfe der DGGE kann die bakterielle Diversität komplexer Habitate dargestellt werden. Wenn die durch PCR amplifizierten 16S rRNA-Gene aus einem Bakteriengemisch in einem denaturierenden Polyacrylamidgel mit Harnstoff-Formamid-Gradienten elektrophoretisch aufgetrennt werden, ist die Anzahl der resultierenden Banden zur Komplexität der Population proportional. Das Trennprinzip beruht auf sequenzabhängigen Unterschieden in den Schmelzpunkten der 16S rRNA-Gene. Die Primer 16S 968F-GC und 16S 1378R (modifiziert nach Nubel *et al.* 1996) binden unabhängig von der Bakterienart in hochkonservierten Sequenzabschnitten des 16S rRNA-Gens und flankieren die variablen Regionen 6 bis 8 (V6-V8). Das resultierende Amplikon ist 400 Basenpaare (Bp) groß. Die Primer HDA1GC (Walter *et al.* 2000, 2001) und HDA2 binden in Sequenzabschnitten, welche die variablen Regionen V2-V3 des 16S rRNA-Gens flankieren. Die Amplifikate sind hier 200 Basenpaare groß. Die Primer 16S 968F-GC und HDA1GC tragen am 5'-Ende eine GC-reiche Sequenz, die 40 Bp lang ist. Diese wirkt wie eine Klammer und hält die denaturierten Amplifikate an einem Ende zusammen. Dadurch wird die Bremswirkung der Denaturierung auf die Laufgeschwindigkeit verstärkt. Für die PCR-basierte DGGE-Analyse der Bakterien in der Darmflora der Maus wurden Teile der bakteriellen 16S rRNA-Gene aus 20-100 ng Gesamt-DNA in

50 µl PCR-Puffer (2,5 mM $MgCl_2$; 200 mM dNTPs; 0,3 µM GC-Klammer-Primer 1; 0,3 µM Primer 2; 400 ng BSA; 5 Units Taq-DNA-Polymerase und 0,5 Units Pfu-Polymerase) amplifiziert.

2.7.2.1 Färbung von DNA

Nach der Elektrophorese wurden die aufgetrennten 16S rRNA-Teilgene der Bakterien durch Silberfärbung als Banden im Gel sichtbar gemacht. Bei der Silberfärbung wurden die Gele 30 min in Ethanol/Essigsäure (30%/10% vol/vol) fixiert. Nach einer zweimaligen Sensitivierung mit Ethanol (30%) für 30 min folgten fünf Waschschritte (10 min) mit Aqua dest.. An das Einwirken der Färbelösung[1] für 30 min wurden die manuelle Entwicklung und das Abstoppen der Färbereaktion mit Essigsäure (30%) angeschlossen. Nach Abtropfen der Essigsäure wurden die Gele in Folie eingeschweißt, bei Raumtemperatur dunkel gelagert und zur Auswertung der Banden digitalisiert.

2.7.2.2 DGGE-Bandenisolierung und direkte Sequenzierung

Um die aufgetrennten 16S rRNA-Teilgene den entsprechenden Bakterienarten zuordnen zu können, wurde eine Sequenzanalyse der DNA aus den DGGE-Banden durchgeführt. Die Elution von Amplifikaten aus silbergefärbten DGGE-Gelen erwies sich als wenig praktikabel und führte bei der darauf folgenden Reamplifikation oft zu negativen Ergebnissen. Aus diesem Grund wurden die Gele stattdessen für 20 min mit SYBR Green I (10 µl 10.000-fach Konzentrat auf 100 ml Aqua dest.) gefärbt. Unter UV-Licht wurden dann die Gelbanden mit einem sterilen Skalpell ausgeschnitten und in 100 µl Aqua dest. über Nacht bei 37°C geschüttelt, so dass die Amplifikate in Lösung gehen konnten. Diese eluierten Amplifikate dienten als Vorlage für die Reamplifikation unter Standardbedingungen mit den Oligonukleotiden 16S 968F und 16S 1378R. Die resultierenden Amplifikate wurden mit dem Primer 16S-968F sequenziert. Waren in einer DGGE-Bande 16S rRNA-Gene von mehreren Bakterienarten vorhanden, war eine eindeutige phylogenetische Zuordnung nur nach einer Klonierung der Reamplifikate möglich.

---

[1] 1 g Silbernitrat, 3,5 ml 37% Formaldehyd, Aqua dest. auf 1000 ml

2.7.3 DNA Sequenzierung

2.7.3.1 Identifizierung von Bakterienisolaten

Zusätzlich zur biochemischen Leistungsprüfung (siehe 2.5) wurden ausgewählte Bakterienisolate (*E. coli*, *Bacteroides/Prevotella* spp., *Enterococcus* spp., *Lactobacillus* spp. u.a.) anhand ihrer 16S rRNA Sequenzen phylogenetisch identifiziert. Dazu wurden die 16S rRNA-Gene mittels PCR mit den Primern TPU1/RTU8 aus isolierter DNA oder aus Lysaten amplifiziert und sequenziert (Marchesi *et al.* 1998, von Wintzingerode *et al.* 1997). Für die Sequenzierung wurde in der Regel der Primer TPU1 verwendet. Üblicherweise reichte eine Teilsequenz von ca. 500 Bp für die Identifizierung der Bakterienarten durch Vergleich mit Sequenzen in Datenbanken aus. Nur in Einzelfällen war eine Sequenzgenerierung der kompletten 16S rRNA-Gene (ca. 1500 Bp) notwendig.

2.7.3.2 Sequenzanalyse von 16S rRNA-Genbibliotheken

Als Sequenzierungsvorlage dienten entweder Plasmid-DNA oder die 16S-rRNA-„Inserts" wurden zunächst mit Hilfe der vektorspezifischen Primer M13(-20) und M13-Reverse unter Standardbedingungen amplifiziert. Als Amplifikationsvorlage wurden jeweils 0,5 µl der jeweiligen Plasmid-Präparation bzw. 1 µl PCR-Produkt verwendet. Die PCR-Produkte, die als Vorlage für die Sequenzierung dienten, wurden mit dem „QIAquick PCR Purification Kit" nach Angaben des Herstellers gereinigt. Für die Sequenzierung der 16S rRNA kamen die vektorspezifischen Primer M13(-20) und M13-Reverse sowie bakterienspezifische Primer zum Einsatz. Alle Reaktionen wurden mit dem „DTCS® Quick Start Kit" durchgeführt. Ein Reaktionsansatz (20 µl) enthielt 4 µl Master Mix, 100 fmol aufgereinigtes PCR-Produkt bzw. aufgereinigte Plasmid-DNA, 1,6 µM Primer und Aqua dest. ad 20 µl. Nach einer initialen Denaturierung bei 95°C für 5 min wurden die Sequenzierungsreaktionen (29 Durchgänge: 95°C/20 sek, 58°C/30 sek, 72°C/1 min) im T3 Thermocycler durchgeführt. Die Produkte wurden mit dem „CleanSEQ® Kit" gereinigt und in Formamid resuspendiert. Die Sequenzierung erfolgte im CEQ®8000-Gerät bei einer Kapillartemperatur von 50°C. Einer initialen Denaturierung (90°C für 120 sek) folgte die Injektion bei 2,0 kV für 15 sek und einer Separation bei 4,0 kV für 110 min. Die Separation erfolgte in LPA I Gel (GenomeLab®).

2.7.3.3 Phylogenetische Einordnung der bakteriellen 16S rRNA-Sequenzen

Für die Auswertung der Sequenz-Rohdaten wurde die CEQ®8000-Software verwendet. Nach qualitativer Überprüfung der Chromatogramme wurden die 16S rRNA-Gensequenzen mit den in öffentlichen Datenbanken (http://www.ncbi.nlm.nih.gov/BLAST, http://rdp.cme.msu.edu/seqmatch; Altschul *et al.* 1997, Cole *et al.* 2005) hinterlegten Sequenzen verglichen. Bei unsicherer taxonomischer Zuordnung wurden die nächst höheren Taxa angegeben.

2.7.4 Identifikation von 16S rRNA-Genen in Klonbibliotheken durch Hybridisierung

Analog zur bereits beschriebenen Vorgehensweise wurde zum Durchmustern der Klonbibliotheken die Plasmid-DNA der betreffenden klonierten 16S rRNA-Gene mit Hilfe des GFX®Plasmid-Präparationskits präpariert. Nach Amplifikation mit vektorspezifischen Primern M13(-40) und M13 reverse wurden die Amplifikate, welche die 16S rRNA-Gensequenzen beinhalteten, auf positiv geladenen Nylon-Membranen durch Bestrahlung mit UV-Licht (250 nm, 5 min) immobilisiert. Die Hybridisierung erfolgte bei 55°C mit der Digoxigenin-(DIG)-markierten Sonde Lac-141 (5´DIG-GACTGGGATAACACCTG-3´), welche für die 16S rRNA von *Lactobacillus gasseri/johnsonii* spezifisch ist. Die Spezifität wurde durch Hybridisierung der 16S rRNA aus Referenzstämmen (*L. gasseri*, *L. johnsonii* und andere *Lactobacillus*-Arten) überprüft. Die Sonde hybridisierte nicht mit den 16S rRNA anderer Bakteriengattungen. Als Dot-Blot-Spezifitätskontrollen wurden Referenz-16S rRNA-PCR-Produkte von *L. gasseri* DSM 20243, *L. gasseri* Klon C5-4, *L. acidophilus* DSM 20079, *L. johnsonii* DSM 10533, *L. delbrückii* DSM 20074, *L. reuteri* Klon B6-62, *L. murinus* Klon C5-65, *Klebsiella planticola* DSM 3069, *Bifidobacterium longum* DSM 20219, *Clostridium xylanolyticum* DSM 6555 und *Bacteroides vulgatus* DSM 1447 verwendet.

Tabelle 12: Durchführung der Dot-Blot-Hybridisierung

Schritt	Reagenz/Puffer	Temperatur [°C]	Zeit [min]
Prähybridisierung	Prähybridisierungspuffer	54	30
Hybridisierung	Sonde (100 µM) in Prähybridisierungspuffer	55	90
Waschen	Waschpuffer 1[1]	Variabel	15
Waschen	Waschpuffer 2[2]	Variabel	15
Spülen	Maleinsäurepuffer	37	3
Blockieren	Blockierungs-Reagenz 1%	37	30
Blockieren + AK	Blockierungs-Reagenz 1% + 2 µl Antikörper Anti-DIG AP	37	30
Spülen	Maleinsäurepuffer	37	15
Spülen	Maleinsäurepuffer	37	15
Detektion	Detektionspuffer + 10 µl Substrat CSPD	37	15

Die Hybridisierung wurde, wie in Tabelle 12 dargestellt, durchgeführt. Modifikationen des Protokolls hinsichtlich Waschpuffer und -temperatur wurden empirisch ermittelt. Der Nachweis der gebundenen DIG-markierten Oligonukleotide erfolgte mit Hilfe des „DIG-Luminescence-Detection-Kits". Um eine erneute Hybridisierung der Membranen zu ermöglichen, wurden gebundene Oligonukleotide durch Waschen mit Stripping-Lösung (2 × 30 min bei 37°C) entfernt.

2.7.5 Quantitative Echtzeit-PCR der *Lactobacillus*-16S rRNA

Populationsänderungen der *Lactobacillus*-Arten wurden mit einer quantitativen Echtzeit-PCR (q-RT PCR, SYBR Green) in einem LightCycler® Instrument quantitativ erfasst. Dazu wurden die 16S rRNA-Gene von *Lactobacillus*-Arten mit dem Primer 8f in Kombination mit einem *Lactobacillus*-spezifischen Primer 16S-Lac-138+ amplifiziert. Der Gehalt eubakterieller 16S rRNA-Gene in den Proben wurde durch Amplifikation mit den Primern 8f und RTU2b ermittelt, die unspezifisch an die 16S rRNA-Gene aller Bakterienarten binden. Der relative Anteil der *Lactobacillus*-16S rRNA-Gene in der Probe wurde über die Signalintensitäten der

---

[1] Wasch Lösung 1: 0.1 x SSC-Puffer, 0.1% Natriumdodecylsulfat
[2] Wasch Lösung 2: 6 x SSC-Puffer, 0.1% Natriumdodecylsulfat

beiden Amplikons berechnet. Dabei wurde die Signalintensität des eubakteriellen rDNA Amplikons auf 100% gesetzt. Das PCR-Protokoll am LightCycler® startete mit Denaturierung bei 95°C für 10 sek gefolgt von 30 Zyklen mit Hybridisierung bei 56°C für 10 sek und Elongation bei 72°C für 45 sek. Die Datenauswertung erfolgte mit der LightCycler® Software Version 3.5.3.

2.8 Konzentrationsmessung der Zytokine

Für diese Messungen wurden entsprechende Darmabschnitte (ca. 1 cm, 50-100 mg) steril entnommen, längs aufgeschnitten, in PBS gewaschen und in Zellkulturschalen mit 500 µl serumfreiem RPMI-Medium unter Zugabe von 1% Penicillin/Streptomycin für ca. 18 Stunden bei 37°C inkubiert. Nach 24 Stunden wurde der Kulturüberstand abgenommen und bei -80°C gelagert.

Die IFN-γ- und NO-Konzentrationen wurden mittels ELISA (*engl.* Enzyme-Linked Immunosorbent Assay) bzw. mit der Griess-Reaktion (Green *et al.* 1982) von aufgetauten Aliquots bestimmt:

2.8.1 ELISA

Material:		
	PBS	Bio Whittaker, Verviers, Belgien
	Zellkulturschalen (24, Flachboden)	Nunc, Langenselbold, Deutschland
	RPMI-Medium	Inst. für Mikrobiologie u. Hygiene
	Penicillin/Streptomycin (1640)	Gibco®, Invitrogen, Karlsruhe, Deutschl.
	ELISA	BD Bioscience, Franklin Lakes, USA
	Mikrotiterplatte (ImmunoMaxi)	Biochrom, Berlin, Deutschland
	SpectraFluor Plus	Tecan, Männedorf, Schweiz

Der ELISA ist ein immunologisches Verfahren, mit dem einzelne Proteine über eine Antikörper-Antigen-Reaktion sensitiv und spezifisch nachgewiesen werden können. Soll ein bestimmtes Protein detektiert werden, müssen die dazu passenden Antikörper bekannt sein und zuvor mit verschiedenen gentechnischen oder zellbiologischen Verfahren hergestellt worden sein. Hier kommt das „Sandwich"-Verfahren zur Anwendung: Ein spezifischer erster Antikörper („Capture Antibody") bindet am Boden einer Mikrotiterplatte. Nach dem Binden der Zielantigene im Probenmaterial wird ein zweiter Peroxidase-gekoppelter Antikörper hinzugefügt. Die Detektion erfolgt nach Umsetzung des Substrats (TMB) bei 450 nm im SpectraFluor Plus. Die Messwerte wurden auf Gesamtproteingehalt und, soweit verfügbar, auf Organgewicht bezogen. Die Proteinbestimmung erfolgte nach der TCA-Methode (Sambrook *et al.* 1989).

2.8.2 Griess-Reaktion

Material:	1,5% Sulfanilamid	Roth, Karlsruhe, Deutschland
	1M HCl	Inst. für Mikrobiologie u. Hygiene
	0,15% N-(1-Naphthyl)-ethylendiamindihydrochlorid	Sigma-Aldrich®, St. Louis, USA
	Photometer	Eppendorf, Hamburg, Deutschland

Bei der Griess-Reaktion wurden 50 µl Überstand (Medium) mit 50 µl 1,5% Sulfanilamid in 1M HCl plus 0,15% N-(1-Naphthyl)-ethylendiamindihydrochlorid gemischt. Nach 10 min wurde die Absorption bei 540 nm photometrisch bestimmt. Die NO-Konzentrationen wurden über eine Standardkurve errechnet und auf Organgewicht und/oder Proteingehalt bezogen.

2.9 Bestimmung der Dünndarmlänge

Für diese Messung war es notwendig, einen fixen Anfangs- und Endpunkt zu nutzen, der bei jeder Maus unverwechselbar bestimmt werden konnte. Somit wurde der Dünndarm komplett vom Pylorus (Magenausgang) bis zur Valva ileocaecalis (Übergang des Ileums in das Colon) mit Hilfe eines Lineals ausgemessen, wozu dieser Abschnitt auf einer sterilen Unterlage ausgebreitet wurde.

2.10 Statistische Auswertung und graphische Darstellung

Die Signifikanz-Niveaus für Unterschiede in den histologischen Organveränderungen, der Gewichtsveränderung, der Darmlängenverkürzung oder den immunologischen Entzündungsparametern wurden mit Hilfe des Student's t-Tests bestimmt. Nicht normalverteilte Daten wurden, sofern notwendig, mit dem Mann-Whitney-U-Test analysiert. Analysen der Letalitätskurven wurden mittels des „Log-rank"-Tests durchgeführt. Wahrscheinlichkeitswerte von $p<0{,}05$ wurden als signifikant betrachtet, p-Werte von $p<0{,}01$ galten als hochsignifikant. In den jeweiligen Abbildungen sind die Signifikanzniveaus mit Sternchen gekennzeichnet ($p<0{,}05$: *; $p<0{,}01$: **; $p<0{,}001$: ***). Soweit nicht anders angegeben, wurden alle Experimente mindestens zweimal reproduziert und pro Gruppe mindestens 3 Mäuse verwendet.

Im Folgenden sind die entsprechenden Parameter mit jeweiliger Zuordnung des zur Darstellung verwendeten Diagrammtyps aufgeführt:

Letalität	Kaplan-Meier-Kurve
Histologischer „Score"	Boxplots (Median, oberes und unteres Quartil, Minimum und Maximum)
Bakterien	Punktdiagramm (Einzelpunktdarstellung + Mittelwerte der Logarithmen)
Gewichtsveränderung	Boxplots (Median, oberes und unteres Quartil, Minimum und Maximum)
Dünndarmlängenverkürzung	Balkendiagramm (Mittelwerte + Standardabweichung)
Konzentrationen von Immunmediatoren	Balkendiagramm (Mittelwerte + Standardabweichung)
Klinischer „Score" (Colitis)	Balkendiagramm (Mittelwerte + Standardabweichung)

3 Ergebnisse

3.1 Einführung

In Tabelle 2 im Methodenteil sind die durchgeführten Versuche, die jeweiligen Interventionen und die entsprechenden Parameter zusammengestellt. Dieser Übersicht soll der strukturelle Aufbau des Ergebnisteils folgen.

Wie von Liesenfeld 2002 beschrieben, entwickeln suszeptible C57BL/6-Mäuse nach peroraler Infektion mit *T. gondii* eine schwere Immunpathologie im Darm. Unklar ist jedoch, welche Rolle die kommensale Darmflora im Entzündungsprozeß spielt. Um die Veränderung der verschiedenen Parameter im zeitlichen Verlauf der *T. gondii*-induzierten Ileitis zu erfassen, wurde die Kinetik der Immunpathologie von Tag 0 (Tag der Infektion) bis Tag 7-8 p.i. histologisch untersucht. Außerdem sollten die optimalen Zeitpunkte zur Analyse der Darmflora ermittelt werden. Wichtige Fragestellungen waren hierbei, zu welchem Zeitpunkt die Ausbildung der entzündlichen Veränderungen beginnt und wie sich die Darmflora im Laufe der Entzündungsentwicklung verändert. Basierend auf den Erkenntnissen der Kinetik-Versuche wurden in der Folge detailliertere Untersuchungen der Flora angestrebt. Hierzu dienten Versuche, bei denen naive (d0 p.i., nicht infizierte Tiere) vs. infizierte (d8 p.i., erkrankte Tiere) Mäuse hinsichtlich Darmpathologie, Darmflora, Gewichtsverlust im Infektionsverlauf und Parasitendichte im Darm miteinander verglichen wurden. Weiterhin stand die selektive Reduktion der Darmflora mittels entsprechender Antibiotika bzw. Antibiotika-Kombinationen im Vordergrund, um zu ermitteln, ob die Darmflora insgesamt bzw. bestimmte Bakterien-Spezies maßgeblich an der Entwicklung der Immunpathologie beteiligt sind oder diese beeinflussen. Hierfür wurden die prophylaktische (ab Tag -5 vor *T. gondii*-Infektion) und therapeutische (ab Tag 5 nach *T. gondii*-Infektion) antibakterielle Intervention vergleichend untersucht.

Um die Rolle einzelner Bakterien-Spezies an der Immunpathogenese der *T. gondii*-Ileitis zu eruieren, wurden gnotobiotische Mäuse generiert, in denen mittels mehrwöchiger 5-fach-Antibiotikabehandlung die kultivierbare Darmflora komplett eradiziert worden war. Die Tiere wurden im Weiteren mit bestimmten Bakterien-Spezies (bzw. einem Bakteriengemisch) rekolonisiert und die Ausprägung der Entzündungsreaktion nach Auslösen der Ileitis untersucht.

Abschließend wurden Versuche in Mäusen mit DSS-induzierter Colitis durchgeführt, um auch dort die Rolle der Darmflora zu untersuchen. Dies sollte Aufschluss darüber geben, ob die im Ileitis-Modell gezeigten Phänomene Modell-gebunden waren oder auch in einem weiteren Entzündungsmodell anderer Lokalisation im Gastrointestinaltrakt (Colon) Bestand hat.

3.2 Die Kinetik der *T. gondii*-induzierten Ileitis

Diese Versuche sollten den Verlauf der Immunpatholgie aufzeigen. Hierzu wurde der gesamte Entzündungsverlauf vom Tag der *T. gondii*-Infektion (d0 p.i.) bis zu dem Tag, an dem die Tiere an der Immunpathologie verstarben (ca. d8 p.i.), detailliert untersucht.

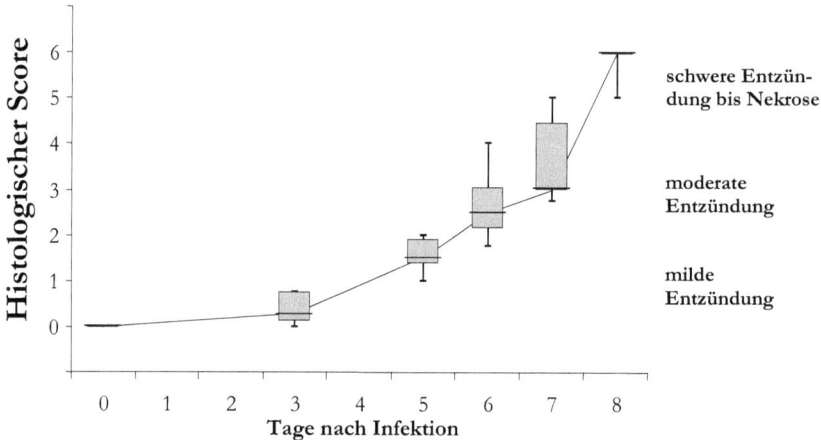

Abbildung 15: Verlauf der ilealen Histopathologie nach *T. gondii*-Infektion. Dargestellt ist der histologische „Score" mittels Boxplots von jeweils 4 Mäusen an Tag 0, 3, 5, 6, 7 und 8 (x-Achse) nach peroraler Infektion mit 100 Zysten des *T. gondii*-Stamms ME49.

3.2.1 Die histologischen Veränderungen im Infektionsverlauf

Die mikroskopische Analyse HE-gefärbter Schnitte des Dünndarms zeigte an Tag 3 und Tag 5 nach der Infektion lediglich milde Entzündungszeichen im Ileum wie Zottenödem und fibrinöses Transsudat (histologischer „Score" von $0{,}25 \pm 0{,}3$ bis $1{,}5 \pm 0{,}3$ im Median (Abb. 15 und 17A). Zelluläre Abschilferungen in das intestinale Lumen fanden sich an Tag 6 p.i. („Score" $2{,}5 \pm 0{,}7$ im Median, Abb. 15). An Tag 7-8 p.i. führte die Immunpathologie zu massiven Nekrosen im Bereich des Ileums („Score" $6 \pm 0{,}3$ im Median, Abb. 15 und 17B).

3.2.2 Mikrobiologische Analyse der Darmflora

In der mikrobiologischen Analyse der Darmflora an Tag 0, 3, 5, 6, 7 und 8 p.i. zeigte sich ab Tag 5 p.i. eine drastische Veränderung der Flora, wobei es im Bereich der aeroben gramnegativen Stäbchen (*E. coli*) zu den augenscheinlichsten Verschiebungen kam. Diese stiegen von anfänglich $7{,}5 \pm 4{,}9 \times 10^5$ KBE/g Darminhalt an Tag 0 (nicht infiziert) um ca. 5-6 logarithmische Stufen auf $2{,}0 \pm 0{,}4 \times 10^{11}$ KBE/g Darminhalt an Tag 8 p.i. an (Ileitis) ($p<0{,}01$; d8 vs. d0). Auch die grampositiven Kokken (Enterokokken) zeigten eine deutliche Verschiebung im Infektionsverlauf von anfänglich $2{,}6 \pm 6{,}1 \times 10^7$ KBE/g Darminhalt an Tag 0 auf $3{,}2 \pm 9{,}1 \times 10^9$ KBE/g Darminhalt an Tag 8 p.i. ($p<0{,}01$; d8 vs. d0). Grampositive Stäbchen (*Lactobacillus* spp.) nahmen von $9{,}5 \pm 8{,}4 \times 10^7$ KBE/g Darminhalt an Tag 0 auf $0{,}4 \pm 4{,}1 \times 10^5$ KBE/g Darminhalt an Tag 8 p.i. (*n.s.*) ab. Im anaeroben Bereich kam es zu ähnlichen Verschiebungen. So zeigten gramnegative Stäbchen (*Bacteroides/Prevotella* spp.) einen Anstieg von unterhalb der Nachweisgrenze an Tag 0 auf $0{,}3 \pm 1{,}8 \times 10^{11}$ KBE/g Darminhalt an Tag 8 p.i. ($p<0{,}01$; d8 vs. d0), wohingegen sich grampositive Stäbchen von $3{,}2 \pm 5{,}9 \times 10^8$ KBE/g Darminhalt an Tag 0 auf unterhalb der Nachweisgrenze verringerten ($p<0{,}01$; d8 vs. d0).

Insgesamt kam es im Entzündungsverlauf zu einer deutlichen Erhöhung der Gesamtbakterienlast von $6{,}1 \pm 8{,}1 \times 10^8$ an Tag 0 auf $2{,}8 \pm 1{,}9 \times 10^{11}$ KBE/g Darminhalt an Tag 8 p.i. ($p<0{,}01$; d8 vs. d0). Die Menge der aeroben Darmbakterien stieg von insgesamt $1{,}7 \pm 1{,}1 \times 10^8$ auf $2{,}1 \pm 0{,}5 \times 10^{11}$ KBE/g Darminhalt ($p<0{,}01$; d8 vs. d0) und die Gesamtzahl der anaeroben Darmbakterien stieg von 3,8 ± 7,0 × 10^8 auf 0,3 ± 1,8 × 10^{11} KBE/g Darminhalt (p<0,05; d8 vs. d0).

Zusammenfassend kam es ab ca. Tag 5-6 p.i. (Daten nicht gezeigt) zu einer progredienten Verschiebung der kultivierbaren Bakterienflora, die bis zur Ausprägung ihres Vollbildes an Tag 8 p.i. zu einer Überwucherung mit gramnegativen Bakterien führt. Diese Spezies (vornehmlich *E. coli* im aeroben und *Bacteroides/Prevotella* spp. im anaeroben Bereich) verdrängten im entzündeten Ileum zu großen Teilen das breit gefächerte Spektrum der kommensalen Darmflora nicht infizierter Tiere, welches sich zum überwiegenden Teil aus grampositiven Spezies (z.B. *Lactobacillus / Bifidobacterium* spp. u.a.) zusammensetzt.

3.2.3 Molekularbiologische Analyse der Darmflora

Da ca. 70-80% der Darmflora nicht kultivierbar sind, untersuchten wir die Veränderungen in der Florenzusammensetzung während des Entzündungsverlaufs mittels PCR-

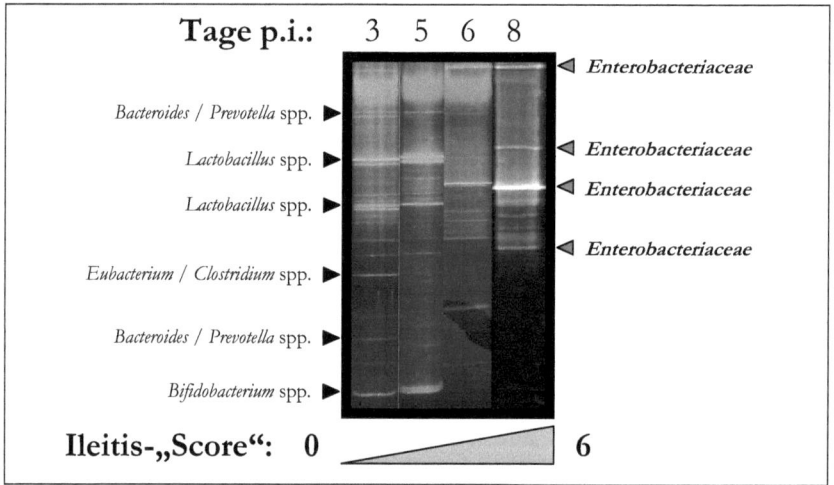

Abbildung 16: Verlauf der Histopathologie und Veränderungen der Darmflora (Populationsdynamik) im Entzündungsverlauf. Gezeigt ist das DGGE-basierte „Monitoring" der Populationsdynamik der Darmflora im terminalen Ileum im Verlauf der Entzündung an Tag 3, 5, 6 und 8 p.i. von jeweils 3 Mäusen Die genetischen Fingerabdrücke aus der Gesamt-DNA des Darminhalts nach Amplifikation von 16S rRNA-Genen (n=3) - die korrespondierenden histologischen „Scores" sind unten aufgezeigt. Die schwarzen Pfeile am linken Rand markieren DNA-Banden von Bakterien-Spezies nicht infizierter Mäuse, die während der Entzündung verschwinden. Bakterien-Spezies die im Entzündungsprozeß im Ileum akkumulieren, sind am rechten Rand durch graue Pfeile markiert. Daten in Kooperation mit André Fischer (Dissertationsschrift).

basierter DGGE (Abb. 16), um die kulturell ermittelten Daten zu bestätigen. Diese Analysen ergaben, dass die Ausbildung der Ileitis an Tag 5-8 p.i. von tiefgreifenden Veränderungen in der Komposition der intestinalen Flora begleitet wird. Dies zeigte sich im Verlust der Diversität der Darmflora. Der überwiegende Anteil der DNA-Banden, die dominante Bakterienspezies nicht infizierter Mäuse repräsentierten, gingen im Zeitraum von Tag 5 bis Tag 8 verloren (v.a. grampositive Flora wie *Lactobacillus* spp., *Eubacterium/Clostridium* spp. und *Bifidobacterium* spp., Abb. 17 - schwarze Pfeile). An deren Stelle traten dann einige wenige gramnegative Spezies, die das Bild an Tag 8 prägten (*Enterobacteriaceae*, Abb. 16 - graue Pfeile). Somit konnte mittels molekularbiologischer Methoden eine ähnliche Verschiebung der bakteriellen Florenzusammensetzung im Verlauf der Immunpathologie nach peroraler Infektion mit *T. gondii* gezeigt werden, wie bereits die kulturelle Analyse der Darmbakterien gezeigt hatte.

Beide Methoden wiesen an Tag 8 p.i. eine luminale Akkumulation gramnegativer Spezies und damit die Verdrängung einer komplexen, vorrangig grampositiven Flora im terminalen Ileum nach.

3.3 Untersuchungen von nicht infizierten und infizierten Tieren

Durch die perorale Infektion mit *T. gondii* kommt es bei suszeptiblen C57BL/6-Mäusen bis d7/8 p.i. zu einer letal verlaufenden Immunpathologie, die durch massive Entzündungen (Nekrose) im terminalen Ileum und eine deutliche Veränderung der luminalen Darmflora im Sinne eines Verlustes der Diversität nebst Überwucherung mit gramnegativen Spezies gekennzeichnet war.

3.3.1 Histologische Veränderungen im Ileum

Im Folgenden sind die Ergebnisse der Untersuchungen von nicht infizierten Kontrollen an Tag 0 im Vergleich zu infizierten Tieren an Tag 8 nach peroraler Infektion mit *T. gondii* gezeigt.

Histologische Analysen des terminalen Ileums zeigten bei den infizierten Mäusen an Tag 8 p.i. eine massive transmurale Gewebezerstörung mit vollständigem Verlust der Zottenarchitektur und Nekrosen, was insgesamt einem histologischen „Score" von 5 bis 6 entspricht (Abb. 17B).

nicht infiziert
(„Score" 0)

infiziert - d8 p.i.
(„Score" 5-6)

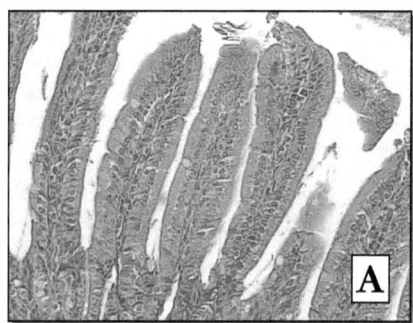
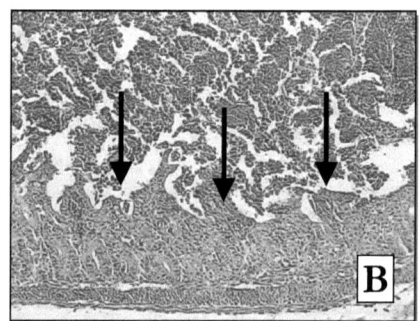

Abbildung 17: Massive Gewebezerstörung mit Verlust der Zottenarchitektur und Nekrose an Tag 8 bei Mäusen nach peroraler Infektion mit *T. gondii*. Abgebildet sind repräsentative histologische Schnitte (HE-Färbung) des terminalen Ileums einer gesunden C57BL/6-Maus mit einem histologischen „Score" von 0 („A") sowie einer infizierten Maus mit Ileitis an Tag 8 p.i. mit einem „Score" von 5-6 („B"). Die schwarzen Pfeile markieren den Übergang von Epithel (unten) zu nekrotischem Gewebe im Darmlumen (oben).

3.3.2 Mikrobiologische Analyse der Darmflora

Für die mikrobiologische Analyse der Darmflora wurden suszeptible C57BL/6-Mäuse peroral mit 100 Zysten *T. gondii* infiziert und die Zusammensetzung der Darmflora an Tag 8 p.i. mit der Flora nicht infizierter C57BL/6-Mäuse verglichen.

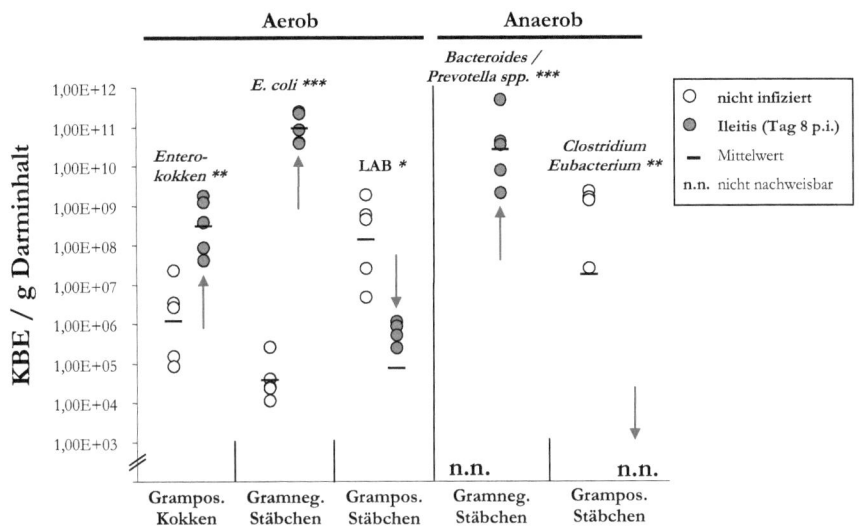

Abbildung 18: Dominanz gramnegativer Bakterien im entzündeten terminalen Ileum nach peroraler Infektion mit *T. gondii*.. Dargestellt sind die Unterschiede in der bakteriellen Flora des terminalen Ileums nicht infizierter C57BL/6-Mäuse (transparente Kreise) und mit *T. gondii* infizierter C57BL/6-Mäuse mit Ileitis an Tag 8 post infectionem (ausgefüllte Kreise). Die Anzahl der gezeigten Kolonie-bildenden Einheiten pro Gramm Darminhalt (KBE/g Darminhalt) wurden durch Kultivierung ermittelt. Die einzelnen Spezies (*E. coli*, „lactic acid bacteria" [LAB, hauptsächlich Lactobacillen], *Bacteroides/Prevotella* spp., Enterokokken und *Clostridium/Eubacterium* spp.) wurden durch biochemische Analysen bestimmt. Die Ergebnisse sind für mindestens 3 Experimente repräsentativ und pro Gruppe war n=5. *: $p<0,05$; **: $p<0,01$; ***: $p<0,001$ verglichen mit der Bakterienmenge im terminalen Ileum nicht-infizierter Mäuse.

Es zeigten sich ausgeprägte qualitative und quantitative Veränderungen der Darmflora des terminalen Ileums (Abb. 18). Die Gesamtbakterienlast des terminalen Ileums stieg von $9,7 \pm 8,1 \times 10^8$ KBE/g Darminhalt an Tag 0 auf $1,3 \pm 2,5 \times 10^{11}$ KBE/g Darminhalt an Tag 8 p.i. ($p<0,01$; d8 vs. d0). Hierbei stieg die Zahl der aeroben Bakterien von $1,6 \pm 6,6 \times 10^8$ auf $9,2 \pm 8,5 \times 10^{10}$ KBE/g Darminhalt ($p<0,01$; d8 vs. d0) und die Zahl der anaeroben Bakterien von $0,1 \pm 9,1 \times 10^8$ auf $0,3 \pm 1,8 \times 10^{11}$ KBE/g Darminhalt. An Tag 8 p.i. war die Zahl der aeroben bzw. anaeroben gramnegativen Stäbchen drastisch um 6-8 Zehnerpotenzen erhöht (von $3,7 \pm 9,4 \times 10^4$ auf $9,2 \pm 8,5 \times 10^{10}$ KBE/g Darminhalt ($p<0,01$; d8 vs. d0) bzw. von $<10^3$ auf $0,3 \pm 1,8 \times 10^{11}$ KBE/g Darminhalt ($p<0,01$; d8 vs. d0)). Auch die Anzahl der aeroben grampositiven Kokken hatte sich von Tag 0 bis Tag 8 p.i. um ca. zwei Zehnerpotenzen von $1,2 \pm 8,8 \times 10^6$ auf $3,0 \pm 6,6 \times 10^8$ KBE/g Darminhalt ($p<0,01$; d8 vs. d0) erhöht. Im Gegensatz dazu war die Zahl der aeroben bzw. anaeroben grampositiven Stäbchen bei den infizierten Tieren an Tag 8 – verglichen mit nicht infizierten Mäusen – um 4 bis 5 Zehnerpotenzen reduziert (von $1,4 \pm 6,6 \times 10^8$ auf $0,7 \pm 4,1 \times 10^5$ KBE/g Darminhalt ($p<0,05$; d8 vs. d0) bzw. von $0,2 \pm 9,1 \times 10^8$ auf $<10^3$ KBE/g Darminhalt ($p<0,01$; d8 vs. d0)).

Durch biochemische Analyse konnten aerobe gramnegative Stäbchen ausnahmslos als *E. coli* identifiziert werden, anaerobe gramnegative Stäbchen wurden als *Bacteroides* spp. (59,1%) und *Prevotella* spp. (40,9%) identifiziert. Die Population der *Bacteroides* spp. setzte sich aus *Bact. ovatus* (61,5%), *Bact. merdae* (23,1%), *B. uniformis* (7,7%) und *Bact. thetaiotaomicron* (7,7%) zusammen, während *Prev. oralis* (88,9%) und *Prev. buccae* (11,1%) die Population der *Prevotella* spp. bildeten. Aerobe grampositive Bakterien wurden als LAB (*engl*. lactic acid bacteria, hauptsächlich Lactobacillen) und *Enterococcus* spp. (*E. faecalis*, *E. faecium* und *E. gallinarum*) identifiziert. Die Fraktion der anaeroben grampositiven Stäbchen setzte sich aus *Clostridium* spp. und *Eubacterium* spp. zusammen. Somit zeigte sich an Tag 8 p.i. ein quantitativer Anstieg der gesamten Bakterienlast sowie eine qualitative Verschiebung der Florenkomposition von grampositiver Dominanz (LAB und *Clostridium* spp.) hin zu gramnegativen Keimen wie *E. coli* und *Bacteroides* spp..

3.3.3 Molekulargenetische Analyse der Darmflora

Zur Ergänzung der kulturellen Daten, welche auch einen quantitativen Nachweis der Bakterien erlauben, wurden molekulargenetische Analysen der Darmflora bei nicht infizierten (d0) und erkrankten (d8) Tieren durchgeführt. Sie erlauben jedoch eine rein qualitative Aussage über die Zusammensetzung der bakteriellen Flora und ermöglichen es, nicht kultivierbare Bakterien zu erfassen.

Die Sequenzierung der bakteriellen 16S-rRNA-Gene korrespondierender DNA-Banden zeigte eine Verdrängung der mannigfaltigen Flora im Ileum nicht infizierter Mäuse (*Lactobacillus* spp., *Bifidobacterium* spp., *Desulfovibrio* spp., *Eubacterium* spp. und *Porphyromonadaceae*) durch *Enterobacteriaceae* im entzündeten Ileum infizierter Mäuse (Abb. 19).

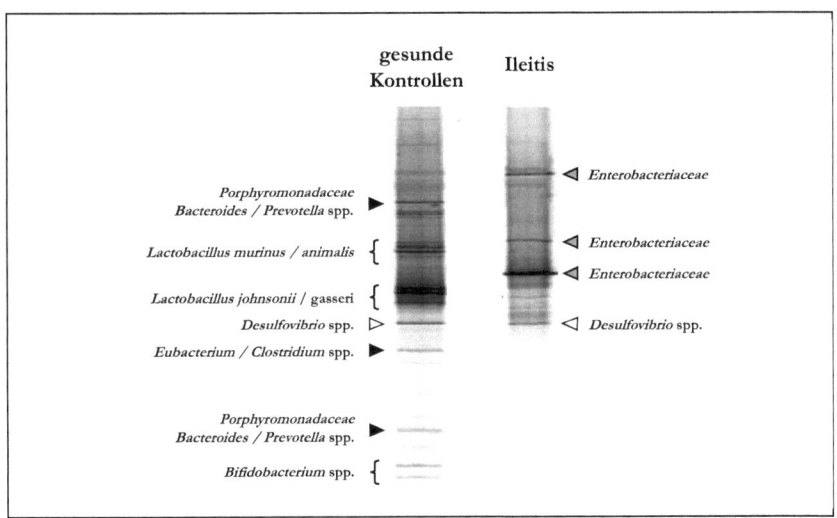

Abbildung 19: Verlust der bakteriellen Diversität im Darm von Mäusen mit Ileitis nach peroraler Infektion mit *T. gondii*. Die Darmflora wurde bei nicht infizierten Kontrollen (links im Bild) sowie bei *T. gondii*-infizierten Mäusen mit Ileitis (rechts im Bild) an Tag 8 p.i. molekulargenetisch nach PCR-DGGE und Sequenzanalyse der bakteriellen 16S-rRNA-Gene ausgeschnittener DNA-Banden identifiziert. Dargestellt sind die genetischen Fingerabdrücke der ilealen Darmflora von C57BL/6-Mäuse nach Amplifikation von 16S-rRNA-Genen. Die aufgetrennten Amplifikate wurden aus dem DGGE-Gel isoliert und sequenziert und die 16S-rRNA-Gene bakteriellen Taxa zugeordnet. Die schwarzen Pfeile zeigen Spezies, die im Lauf der Ileitis verschwinden, graue Pfeile solche, die während der Ileitis erscheinen. Weiße Pfeile markieren Bakterienspezies, die von der Entzündung unbeeinflusst bleiben. Die Daten sind repräsentativ für mindestens 3 Mäuse pro Gruppe aus 3 unabhängigen Experimenten und in Kooperation mit André Fischer (Dissertationsschrift).

Während der Großteil der im gesunden Darm vorhandenen Bakterien unter der Ileitis nicht mehr nachgewiesen werden konnte, veränderte sich die Population der *Desulfovibrio* nicht (Abb. 19). Weiterhin wurde von jeweils 3 Mäusen mit bzw. ohne Ileitis eine vergleichende Sequenzanalyse der 16S-rRNA-Gene (n=121) in DNA-Bibliotheken durchgeführt:

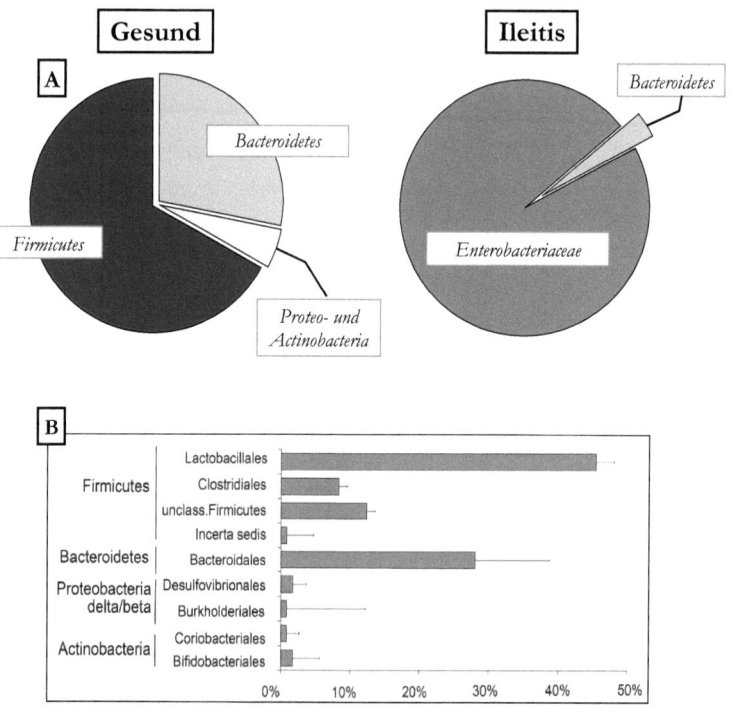

Abbildung 20: Enterobacteriaceae verdrängen die Standortflora im terminalen Ileum *T. gondii*-infizierter Mäuse mit Ileitis an Tag 8 p.i.. Analyse der 16S-rRNA-Gene in Klonbibliotheken aus bakterieller DNA vom Darminhalt nicht infizierter C57BL/6 Mäuse mit relativer Verteilung am Gesamt-DNA-„Pool". Die Analyse wurde für 121 Klonsequenzen aus drei nicht infizierten Tieren (je 30, 46 und 45 Klone/Tier) und für 35 Klonsequenzen aus zwei an Ileitis erkrankten Tieren (je 20 bzw. 15 Klone/Tier; in Abb. nicht gezeigt) durchgeführt. Für die taxonomische Einordnung wurden die Programme BLASTN (http://www.ncbi.nlm.nih.gov/BLAST) und das „SeqMatch"-Modul des „Ribosomal Database Project II" (http://rdp.cme.msu.edu) verwendet. (A) Gegenübergestellt sind die prozentualen Anteile der bakteriellen Taxa an der Gesamtflora des Ileums nicht infizierter Kontrolltiere (linkes Kreisdiagramm) sowie *T. gondii*-infizierter Tiere mit Ileitis (rechtes Kreisdiagramm). (B) Dargestellt ist die detaillierte Analyse der 16S-rRNA-Gene bakterieller DNA vom Darminhalt nicht infizierter C57BL/6 Mäuse. Die bakteriellen Taxa sind auf der Y-Achse, die korrespondierenden prozentualen Anteile auf der X-Achse dargestellt (Mittelwerte mit Standardabweichung). Daten in Kooperation mit André Fischer (Dissertationsschrift).

Im Ileum nicht infizierter Mäuse fanden sich vorwiegend Bakterien, die den Taxa *Firmicutes* (67%; *Lactobacillales* und *Clostridiales*; Abb. 20B) und *Bacteroidetes* (28%; *Bacteroides* spp. und *Prevotella* spp.) zuzuordnen waren (Abb. 20A). Andere Taxa wie *Proteobacteriae* (*Desulfovibrionales*, *Burkholderiales*; Abb. 20B) und *Actinobacteriae* (*Coriobacteriales*, *Bifidobacteriales*; Abb. 20B) repräsentierten nur ca. 5% der Klone (Abb. 20A). Die detaillierte Analyse der *Lactobacillus*-Population ergab, dass *L. johnsonii* mit 36,6% die dominante *Lactobacillus*-Spezies im gesunden Ileum war, gefolgt von *L. murinus* (20,0%), *L. reuteri* (9,9%), *L. intestinales* (3,3%) sowie anderen *Lactobacillus* spp. (30,2%), die taxonomisch nicht charakterisiert sind. Im Gegensatz dazu konnten die 16S-rRNA-Sequenzen der Flora des terminalen Ileums kranker Tiere lediglich zwei Gruppen zugeordnet werden: 96,6% *Enterobacteriaceae* und 3,4% *Bacteroides* spp. (Abb. 20A).

Zusammenfassend zeigte sich, dass in nicht infizierten Tieren deutlich grampositive Spezies überwogen und *Enterobacteriaceae* nicht detektierbar waren. Im Ileum erkrankter Tiere hingegen waren ausschließlich gramnegative Spezies mit Prädominanz von *Enterobacteriaceae* nachzuweisen, während grampositive Spezies überwuchert wurden.

3.3.4 Veränderung der Dünndarmlänge bei der Ileitis

Als weiterer Parameter zur Beurteilung und Objektivierung der Immunpathologie wurde die Ileumlänge ermittelt und die relative Verkürzung während der Ileitis in Bezug auf naive Tiere bestimmt. Diese Darmverkürzung spiegelt restriktive und fibrosierende Vorgänge, die durch die Entzündung verursacht werden, wider und ist in Colitis-Modellen ein gebräuchlicher Parameter zur Graduierung der Entzündungsausprägung (Araki *et al.* 2005, Ito *et al.* 2006).

Die infizierten Mäuse zeigten an Tag 8 p.i. eine Verkürzung des Dünndarms um 21,4 ± 7,8% relativ zu den gemittelten Dünndarmlängen nicht infizierter Mäuse ($p<0,01$; d8 vs. d0; Abb. 21). Die absoluten Werte lagen bei 35,0 ± 3,2 cm für die nicht infizierten Tiere und 27,6 ± 2,5 cm für die infizierten Tiere mit Ileitis an Tag 8 p.i..

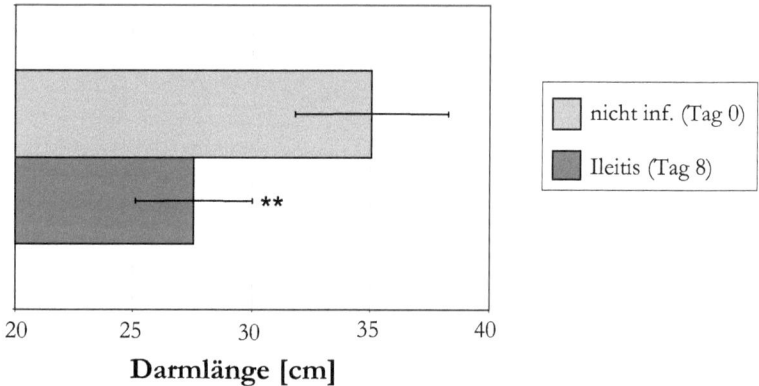

Abbildung 21: Signifikante Reduktion der Dünndarmlänge bei Mäusen mit Ileitis an Tag 8 p.i. nach peroraler Infektion mit *T. gondii* im Vergleich zu nicht infizierten Mäusen. Die Ergebnisse sind als Mittelwerte ± Standardabweichung dargestellt. In beiden Gruppen war n=5. **: $p<0,01$ verglichen mit nicht infizierten Tieren.

3.4 Antibiotische Behandlung zur Reduktion der Darmflora bei der *T. gondii*-Ileitis

3.4.1 Prophylaktische Behandlung

Es konnte gezeigt werden, dass die Ausbildung der Ileitis nach peroraler *T. gondii*-Infektion mit einer Überwucherung der Darmflora mit gramnegativen Spezies einherging. Im Folgenden sollte untersucht werden, ob eine selektive Reduktion überwuchernder Spezies die immunpathologischen Veränderungen beeinflussen kann.

Hierzu wurden C57BL/6-Mäuse zunächst prophylaktisch (Start: 5 Tage vor *T. gondii*-Infektion) mit verschiedenen Antibiotika therapiert, welche jeweils unterschiedliche Wirkspektren aufwiesen und somit selektiv bestimmte Teile der Darmflora reduzierten, die im Entzündungsverlauf die kommensale Flora im Ileum überwuchern. Zur Anwendung kamen Ciprofloxacin, zur Reduktion aerober gramnegativer Bakterien (*E. coli*), Metronidazol, zur Reduktion anaerober gramnegativer Spezies (*Bacteroides/Prevotella* spp.), Ciprofloxacin plus Metronidazol in Kombination sowie Polymyxin B, zur Blockierung von Lipopolysaccharid (LPS) als wichtiges Antigen gramnegativer Spezies.

3.4.1.1 Überlebensraten nach prophylaktischer Antibiotika-Behandlung

Um Aussagen über eine mögliche Lebensverlängerung durch die antibiotische Behandlung machen zu können, wurden infizierte Tiere über Tag 8 p.i. hinaus weiterbehandelt und die Zeit in Tagen bis zum Versterben dokumentiert. Da für statistisch aussagekräftige Angaben eine relativ große Stichprobe von Tieren je Gruppe erforderlich ist, wurden Ergebnisse aus 3 unabhängigen Experimenten gepoolt (Abb. 22).

26,3% der Mäuse, die mit Ciprofloxacin plus Metronidazol in Kombination behandelt wurden (n=19), überlebten die akute Phase der Infektion bis zum Ende des Beobachtungszeitraums an Tag 21 p.i. ($p<0,001$ vs. PBS-Behandlung), wohingegen alle unbehandelten Mäuse (n=43) innerhalb von 8 Tagen verstarben. Die Tiere, die mit Ciprofloxacin (n=27) oder Metronidazol (n=16) als Monotherapie behandelt worden waren, zeigten höhere Überlebensraten als unbehandelte Mäuse und überlebten die akute Phase der Entzündung (Tag 5 bis ca. 11 p.i.) zu 14,8% (Ciprofloxacin) oder waren erst an Tag 13 p.i. zu 100% verstorben

(Metronidazol). In der mit Polymyxin B behandelten Gruppe (n=19) überlebten 5,3% der Tiere über den Beobachtungszeitraum von 21 Tagen hinaus.

Allen antibiotisch behandelten Tieren war die Verlängerung der Überlebenszeit über Tag 8 p.i. hinaus gemeinsam. So lebten an Tag 8 p.i. noch 100% der Tiere, die Ciprofloxacin

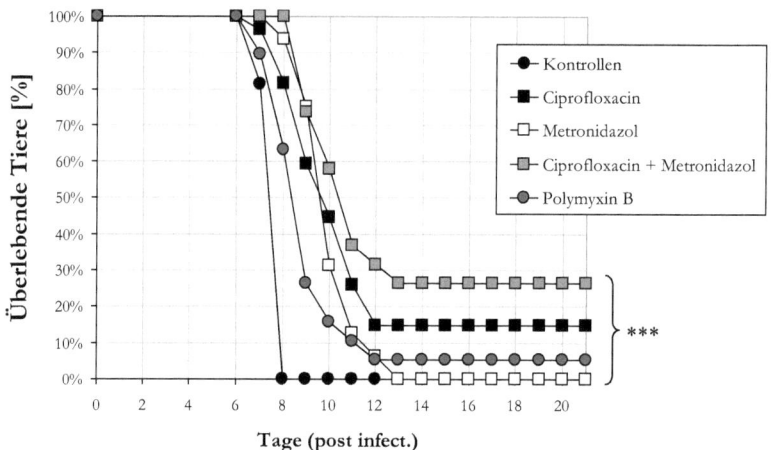

Abbildung 22: Reduktion der Letalität bei Mäusen mit *T. gondii*-induzierter Ileitis durch antibiotische Behandlung. Untersucht wurde der Einfluss der prophylaktischen Antibiotika-Behandlung auf die Überlebensdauer der Tiere. Dargestellt sind die Überlebensraten bei Behandlung jeweils 5 Tage vor peroraler *T. gondii*-Infektion mit Ciprofloxacin in Monotherapie (n=19), mit Metronidazol in Monotherapie (n=16), mit Ciprofloxacin plus Metronidazol in Kombinationsbehandlung (n=19) sowie mit Polymyxin B in Monotherapie (n=19). Die PBS-behandelten Kontrolltiere sind als schwarze Kreise (n=10) gezeigt. ***: $p<0,001$ im Vergleich mit den Kontrolltieren.

plus Metronidazol in Kombination erhalten hatten. Erst an Tag 9 p.i. begannen einige der Tiere zu versterben, an Tag 10 p.i. lebten noch 57,9% und an Tag 11 p.i. noch 36,8%. Unter Ciprofloxacin-Monotherapie lebten an Tag 8 p.i. noch 81,5%, an Tag 9 p.i. 59,3%, an Tag 10 p.i. 44,4% und an Tag 11 p.i. noch 23,9%. Die Metronidazol-behandelten Tiere zeigten initial höhere Überlebensraten (d8: 93,8%, d9: 75,0%), lagen jedoch ab Tag 10 p.i. niedriger im Vergleich zu Ciprofloxacin-behandelten Tieren. Durch die Behandlung mit Polymyxin B überlebten 63,2% der Tiere bis Tag 8 p.i., 26,3% bis Tag 9 p.i. und 15,8% bis Tag 10 p.i..

Somit lässt sich festhalten, dass mittels selektiver prophylaktischer antibiotischer Reduktion der Spezies, die im Laufe der Ileitis im Darm akkumulieren, eine deutliche Überlebenszeitverlängerung im Ileitismodell zu erzielen ist, und ein Teil der Tiere dadurch die hyper-akute Phase der Infektion überlebt – v.a. die mit Ciprofloxacin plus Metronidazol behandelten Tiere (26,3%).

3.4.1.2 Histopathologie nach prophylaktischer Antibiotika-Behandlung

Bei der histopathologischen Untersuchung des terminalen Ileums zeigte sich bei fast allen Kontrolltieren ein histologischer „Score" von 6 ± 0,4 (nekrotisch verändertes Gewebe auf über 50% der Darmlänge). Durch die antibiotische Behandlung konnte die Ausbildung von Nekrosen teilweise (Polymyxin B) bzw. vollständig (Ciprofloxacin, Metronidazol und Ciprofloxacin plus Metronidazol) verhindert werden (Abb. 23).

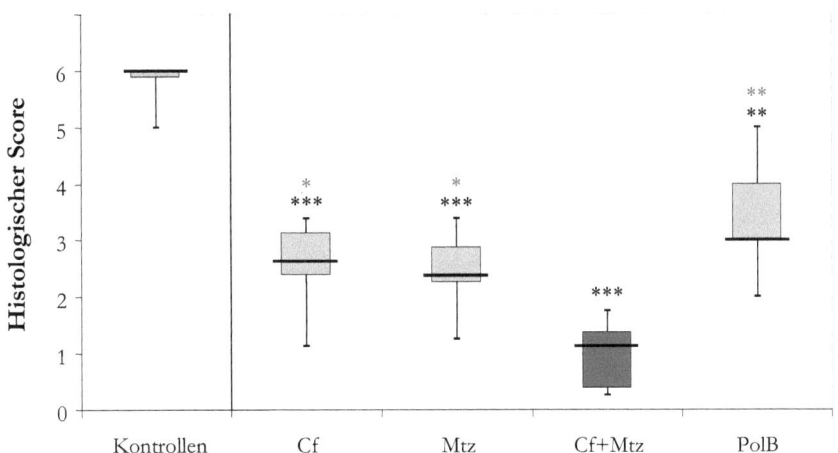

Abbildung 23: Geringere Ausprägung der Histopathologie bei Mäusen mit prophylaktischer antibiotischer Behandlung. Die Ausprägung der Ileitis wurde an Tag 8 p.i. bei PBS-behandelten Mäusen und Mäusen, die mit Ciprofloxacin (Cf), Metronidazol (Mtz), Ciprofloxacin & Metronidazol (Cf+Mtz) in Kombination oder Polymyxin B (PolB) behandelt wurden, histologisch ermittelt. Die Therapie startete 5 Tage vor *T. gondii*-Infektion, und in allen Gruppen war n=5. Die Ergebnisse sind als Boxplots dargestellt (**: $p<0,01$; ***: $p<0,001$ Antibiotikabehandlung im Vergleich mit PBS-behandelten Mäusen; *: $p<0,05$; **: $p<0,01$ Kombinations- verglichen mit Monotherapie)
„0": Normal; „1": ödematös; „2": Transsudat ohne Zellen, Epithel intakt; „3": Transsudat mit Zellen; „4": beginnende Auflösung der Epithelschicht; „5": Nekrose (< 50% der Darmlänge); „6": Nekrose (> 50% der Darmlänge)

So wiesen die Ciprofloxacin-behandelten Tiere lediglich ein entzündliches Transsudat mit intaktem Epithel bzw. ein Transsudat mit Zellen auf, was im Median einem histologischen „Score" von 2,6 ± 0,8 entsprach. Auch durch die Metronidazol-Behandlung wurde die

Ausbildung von Nekrosen verhindert und es zeigten sich ausschließlich milde Entzündungszeichen wie Ödem und Transsudat (ohne Zellen), was sich in einem „Score" von 2-3 (Median: 2,4 ± 0,7) widerspiegelte. Nach prophylaktischer Kombinationsbehandlung mit Ciprofloxacin plus Metronidazol war der Darm völlig intakt bzw. allenfalls leicht ödematös verändert, was im Median einem „Score" von 1,1 ± 0,6 entsprach. Das Ileum der Polymyxin B-behandelten Tiere wies einen „Score" von 2-4 (Median: 3 ± 1,0) auf, was einem Transsudat mit Zellen bzw. teils beginnender Auflösung des Epithels entsprach. Insgesamt zeigte sich die Kombinationsbehandlung mit Ciprofloxacin plus Metronidazol signifikant ($p<0,01$; Kombinations- vs. Monotherapie) effizienter als die antibiotischen Monotherapien mit Ciprofloxacin, Metronidazol oder Polymyxin B.

3.4.1.3 Mikrobiologische Analysen der Darmflora nach prophylaktischer Antibiotika-Behandlung

PBS-behandelte Kontrolltiere zeigten im Vergleich zu nicht infizierten Tieren (6,1 ± 8,1 × 10^8 KBE/g Darminhalt) an Tag 8 p.i. mit 1,3 ± 2,5 × 10^{11} KBE/g Darminhalt eine erhöhte Gesamtbakterienlast mit einer deutlichen Verschiebung hin zu gramnegativen Spezies (*E. coli* und *Bacteroides/Prevotella* spp., Abb. 25A). *E. coli* (9,2 ± 7,9 × 10^{10} KBE/Darminhalt), *Bacteroides/Prevotella*. spp. (0,3 ± 1,7 × 10^{11} KBE/g Darminhalt) sowie aerobe grampositive Kokken (Enterokokken; 3,0 ± 6,2 × 10^8 KBE/g Darminhalt) wurden jeweils bei allen Tieren, aerobe grampositive Stäbchen (0,4 ± 4,2 × 10^5 KBE/g Darminhalt) bei 4 von 5 Tieren nachgewiesen. Die mikrobiologische Analyse der Darmflora bestätigte das erwartete Wirkspektrum der jeweils verabreichten Antibiotika (Abb. 24A-D).

Eine prophylaktische Behandlung mit Ciprofloxacin konnte die Gesamtbakterienlast der behandelten Tiere im Vergleich zu PBS-behandelten Tieren signifikant ($p<0,01$) auf 2,2 ± 9,8 × 10^8 KBE/g Darminhalt reduzieren (Abb. 24A). Aerobe grampositive Kokken (Enterokokken; 0,0008 ± 8,8 × 10^8 KBE/g Darminhalt; nicht signifikant) und *Bacteroides/Prevotella* spp. (0,0003 ± 5,9 × 10^8 KBE/g Darminhalt; $p<0,05$ vs. PBS-Behandlung) konnten bei jeweils 3 von 5 Tieren nachgewiesen werden, wohingegen *E. coli* (<1×10^3 KBE/g Darminhalt) bei keinem der Tiere nachgewiesen werden konnte ($p<0,01$ vs. PBS-Behandlung). Aerobe grampositive Stäbchen wurden mit 0,06 ± 6,0 × 10^7 KBE/g Darminhalt bei 4 von 5 Tieren nachgewiesen, während anaerobe grampositive Stäbchen mit $<1\times10^3$ KBE/g Darminhalt unterhalb der Nachweisgrenze lagen (nicht signifikant vs. PBS-Behandlung). Insgesamt ergab dies eine deutliche Reduktion der Gesamtbakterienlast, insbesondere der aeroben gramnegativen Flora.

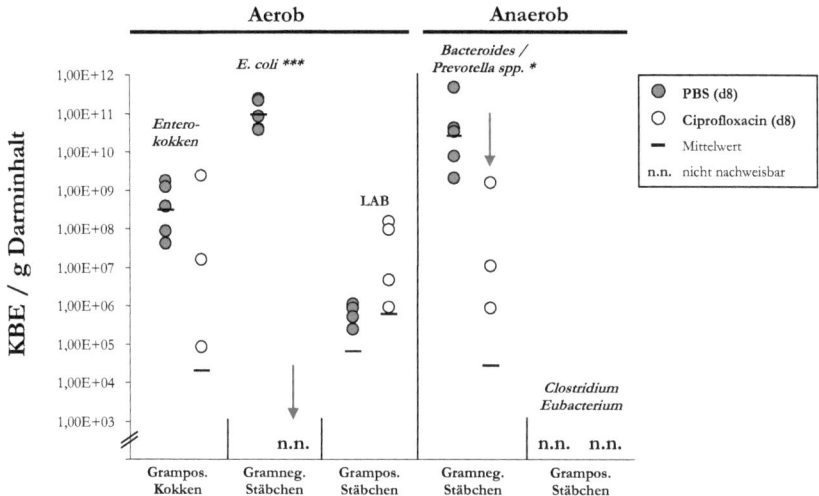

Abbildung 24 A (-D): Analyse der Darmflora im terminalen Ileum bei Mäusen mit prophylaktischer Antibiotika-Therapie nach peroraler Infektion mit 100 Zysten *T. gondii*.
Dargestellt sind die Bakteriennachweise des terminalen Ileums mit *T. gondii* infizierter C57BL/6-Mäuse mit Ileitis (ausgefüllte Kreise) und mit **Ciprofloxacin** (transparente Kreise) behandelter Mäuse an Tag 8 post infectionem. Die Anzahl der gezeigten Kolonie-bildenden Einheiten pro Gramm Darminhalt (KBE/g Darminhalt) wurde durch Kultivierung, wie im Methodenteil beschrieben, ermittelt. Die einzelnen Spezies (*E. coli*, „lactic acid bacteria" [LAB, hauptsächlich *Lactobacillus* spp.], *Bacteroides/Prevotella* spp., Enterokokken und *Clostridium/Eubacterium* spp.) wurden durch biochemische Analyse bestimmt. Die Ergebnisse sind für mindestens 3 Experimente repräsentativ, und pro Gruppe war n=5. *: $p<0,05$; ***: $p<0,001$ verglichen mit der Bakterienmenge im terminalen Ileum infizierter Mäuse mit Ileitis.

Durch die Behandlung mit Metronidazol konnte eine effiziente Reduktion der anaeroben Flora unter die Nachweisgrenze erreicht werden (insbesondere *Bacteroides/Prevotella* spp. ($<1\times10^3$ KBE/g Darminhalt; $p<0,01$ vs. PBS-Behandlung), wobei es bei der aeroben grampositiven Flora nur zu geringen Verschiebungen kam (Abb. 24B). Die aeroben gramnegativen Stäbchen (*E. coli*) waren mit $1,3 \pm 6,1 \times 10^9$ KBE/g Darminhalt bei sämtlichen Tieren nachzuweisen ($p<0,01$ vs. PBS-Behandlung). Die Gesamtbakterienlast lag bei Metronidazol-behandelten mit 7,8 ± 4,6 × 10^9 KBE/g Darminhalt signifikant niedriger als bei PBS-behandelten Tieren ($p<0{,}01$).

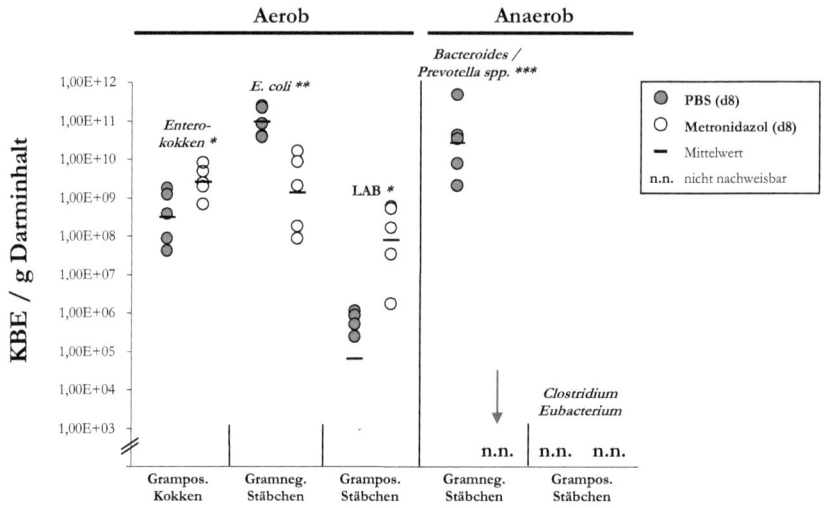

Abbildung 24 B: Analyse der Darmflora im terminalen Ileum bei Mäusen mit prophylaktischer Antibiotika-Therapie nach peroraler Infektion mit 100 Zysten *T. gondii*.
Dargestellt sind die Bakteriennachweise des terminalen Ileums mit *T. gondii* infizierter C57BL/6-Mäuse mit Ileitis (ausgefüllte Kreise) und mit **Metronidazol** (transparente Kreise) behandelter Mäuse an Tag 8 post infectionem. Die Anzahl der gezeigten Kolonie-bildenden Einheiten pro Gramm Darminhalt (KBE/g Darminhalt) wurde durch Kultivierung, wie im Methodenteil beschrieben, ermittelt. Die einzelnen Spezies (*E. coli*, „lactic acid bacteria" [LAB, hauptsächlich *Lactobacillus* spp.], *Bacteroides/Prevotella* spp., Enterokokken und *Clostridium/Eubacterium* spp.) wurden durch biochemische Analyse bestimmt. Die Ergebnisse sind für mindestens 3 Experimente repräsentativ, und pro Gruppe war n=5. *: $p<0{,}05$; **: $p<0{,}01$; ***: $p<0{,}001$ verglichen mit der Bakterienmenge im terminalen Ileum infizierter Mäuse mit Ileitis.

In der Kombinationstherapie mit Ciprofloxacin plus Metronidazol zeigte sich der erwartete Synergismus beider Wirkspektren, wodurch die Gesamtbakterienlast (0,2 ± 1,2 × 10^8 KBE/g Darminhalt) signifikant ($p<0{,}01$ vs. PBS-Behandlung) gesenkt werden konnte (Abb. 24C). Die gramnegative Flora (*E. coli*: $p<0{,}01$ vs. PBS-Behandlung; *Bacteroides/Prevotella* spp.: $p<0{,}01$ vs. PBS-Behandlung) wurde ebenfalls signifikant unter die Nachweisgrenze reduziert. Aerobe grampositive Kokken wurden lediglich bei 3 von 5 Tieren nachgewiesen und lagen im Mittel ebenfalls unterhalb der Nachweisgrenze ($p<0{,}01$ vs. PBS-Behandlung). Aerobe grampositive Stäbchen fanden sich bei allen Tieren mit 0,2 ± 1,1 × 10^8 KBE/g Darminhalt (nicht signifikant vs. PBS-Behandlung). Die anaeroben grampositiven Stäbchen lagen, wie bei den PBS-behandelten Mäusen, bei sämtlichen Tieren unterhalb der Nachweisgrenze.

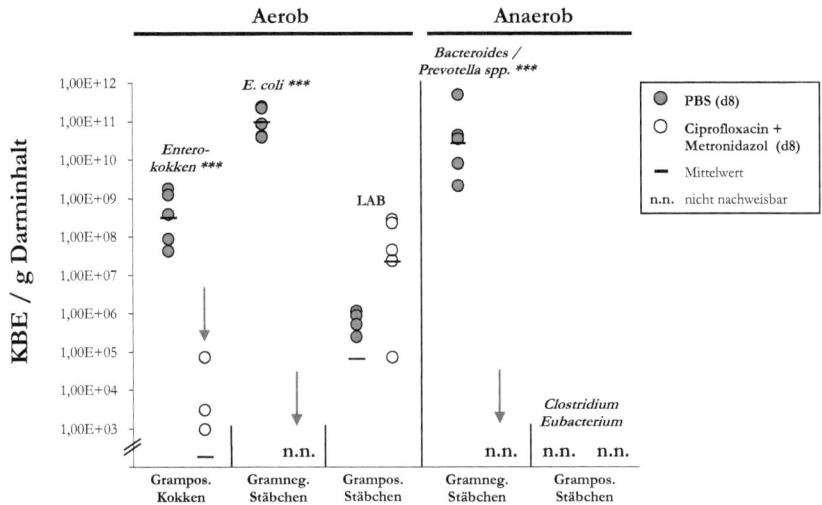

Abbildung 24 C: Analyse der Darmflora im terminalen Ileum bei Mäusen mit prophylaktischer Antibiotika-Therapie nach peroraler Infektion mit 100 Zysten *T. gondii*.
Dargestellt sind die Bakteriennachweise des terminalen Ileums mit *T. gondii* infizierter C57BL/6-Mäuse mit Ileitis (ausgefüllte Kreise) und mit **Ciprofloxacin plus Metronidazol** (transparente Kreise) behandelter Mäuse an Tag 8 post infectionem. Die Anzahl der gezeigten Kolonie-bildenden Einheiten pro Gramm Darminhalt (KBE/g Darminhalt) wurde durch Kultivierung, wie im Methodenteil beschrieben, ermittelt. Die einzelnen Spezies (*E. coli*, „lactic acid bacteria" [LAB, hauptsächlich *Lactobacillus* spp.], *Bacteroides/Prevotella* spp., Enterokokken und *Clostridium/Eubacterium* spp.) wurden durch biochemische Analyse bestimmt. Die Ergebnisse sind für mindestens 3 Experimente repräsentativ, und pro Gruppe war n=5. ***: $p<0,001$ verglichen mit der Bakterienmenge im terminalen Ileum infizierter Mäuse mit Ileitis.

Nach der prophylaktischen Gabe von Polymyxin B wurden *E. coli* bei 3 von 5 Tieren kulturell nachgewiesen, lagen aber im Mittel unterhalb der Nachweisgrenze von 10^3 KBE/g Darminhalt ($p<0,01$ vs. PBS-Behandlung; Abb. 24D). *Bacteroides/Prevotella* spp. lagen bei 0,04 ± 1,5 × 10^9 KBE/g Darminhalt (bei 4 von 5 Tieren, nicht signifikant vs. PBS-Behandlung). Aerobe grampositive Kokken (2,0 ± 1,6 × 10^9 KBE/g Darminhalt; nicht signifikant vs. PBS-Behandlung) sowie aerobe grampositive Stäbchen (0,6 ± 1,2 × 10^8 KBE/g Darminhalt; $p<0,05$ vs. PBS-Behandlung) lagen in ähnlichen Bereichen wie bei den Kontrolltieren und wurden jeweils bei allen Tieren nachgewiesen. Insgesamt ergab sich so eine nahezu selektive

Reduktion aerober gramnegativer Stäbchen (E. coli) mit einer Reduktion der Gesamtbakterienlast auf $3,3 \pm 2,9 \times 10^9$ KBE/g Darminhalt ($p<0,01$ vs. PBS-Behandlung).

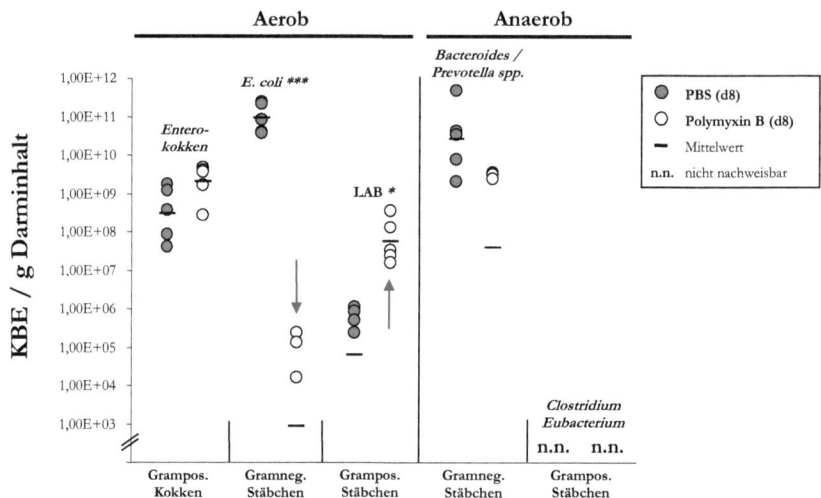

Abbildung 24 D: Analyse der Darmflora im terminalen Ileum bei Mäusen mit prophylaktischer Antibiotika-Therapie nach peroraler Infektion mit 100 Zysten T. gondii.
Dargestellt sind die Bakteriennachweise des terminalen Ileums mit T. gondii infizierter C57BL/6-Mäuse mit Ileitis (ausgefüllte Kreise) und mit **Polymyxin B** (transparente Kreise) behandelter Mäuse an Tag 8 post infectionem. Die Anzahl der gezeigten Kolonie-bildenden Einheiten pro Gramm Darminhalt (KBE/g Darminhalt) wurde durch Kultivierung, wie im Methodenteil beschrieben, ermittelt. Die einzelnen Spezies (E. coli, „lactic acid bacteria" [LAB, hauptsächlich Lactobacillus spp.], Bacteroides/Prevotella spp., Enterokokken und Clostridium/Eubacterium spp.) wurden durch biochemische Analyse bestimmt. Die Ergebnisse sind für mindestens 3 Experimente repräsentativ, und pro Gruppe war n=5. *: $p<0,05$; ***: $p<0,001$ verglichen mit der Bakterienmenge im terminalen Ileum infizierter Mäuse mit Ileitis.

3.4.1.4 Gewichtsveränderung nach prophylaktischer antibiotischer Behandlung

Als einen objektiven klinischen Parameter nutzten wir den Gewichtsverlauf der Tiere von Tag 0 (Tag der Infektion) bis Tag 7/8 (Tag der Sektion). Hierzu wurden die Tiere jeweils vor peroraler Medikamentenapplikation gewogen und das Gewicht an Tag 7/8 p.i. zum Ausgangsgewicht an Tag 0 in Beziehung gesetzt, um die prozentuale Gewichtsveränderung zu errechnen (siehe Abb. 25).

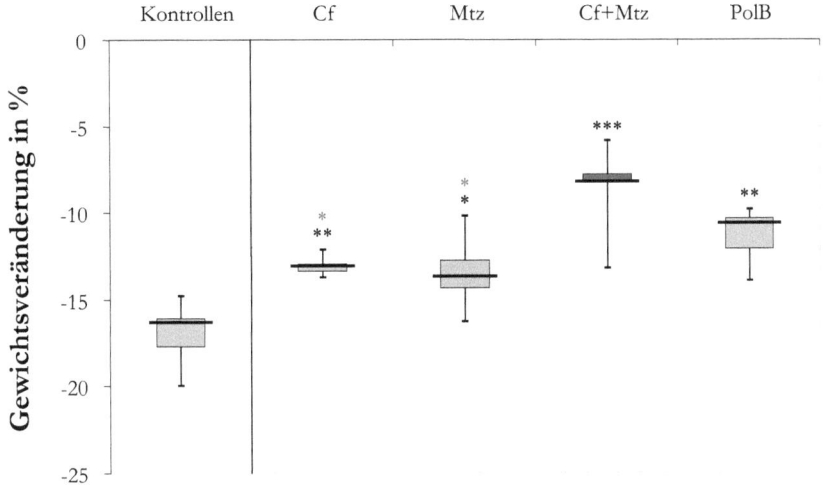

Abbildung 25: Signifikant geringerer Gewichtsverlust unter antibiotischer Behandlung bei C57BL/6-Mäusen nach peroraler Infektion mit 100 Zysten *T. gondii*. Die Behandlung begann 5 Tage vor der Infektion und in allen Gruppen war n=5. Das Gewicht wurde bei PBS-behandelten Mäusen (Kontrolltiere), bei Mäusen, die mit Ciprofloxacin (Cf), Metronidazol (Mtz), Ciprofloxacin plus Metronidazol in Kombination (Cf+Mtz) oder Polymyxin B (PolB) behandelt wurden, an Tag 0 (vor der Infektion) sowie an Tag 8 nach Infektion mit *T. gondii* gemessen und der prozentuale Gewichtsverlust im Verlauf der Infektion ermittelt. Die Ergebnisse sind in Form von Boxplots gezeigt; die Gruppenzuordnung ist an der x-Achse aufgetragen, die prozentuale Gewichtsreduktion auf der y-Achse. *: $p<0,05$; **: $p<0,01$; ***: $p<0,001$ Antibiotikabehandlung im Vergleich mit PBS-behandelten Mäusen; *: $p<0,05$ Kombinations- verglichen mit Monotherapie.

Die unbehandelten Kontrolltiere verloren im Median 16,3 ± 1,7% ihres Ausgangsgewichtes, wohingegen bei allen prophylaktisch antibiotisch behandelten Tieren eine signifikante Reduktion dieser Gewichtsabnahme als ein Korrelat des allgemeinen klinischen Zustandes der Tiere erreicht werden konnte. Am deutlichsten war diese Reduktion der Gewichtsabnahme bei den mit Ciprofloxacin plus Metronidazol behandelten Tieren, welche nur

8,2 ± 2,4% an Gewicht verloren ($p<0,01$ vs. PBS-Behandlung). Hingegen verloren die monotherapierten Tiere ca. 13% Ihres Gewichtes (Ciprofloxacin: 13,1 ± 0,5%; Metronidazol: 13,7 ± 2,0%), was ebenfalls einem deutlich signifikanten Unterschied im Vergleich zur Kontrollgruppe entsprach (Ciprofloxacin: $p<0,01$; Metronidazol: $p<0,05$). Nach prophylaktischer Behandlung mit Polymyxin B verloren die Mäuse 10,6 ± 1,5% im Median an Gewicht ($p<0,01$ vs. PBS-Behandlung).

3.4.1.5 Dünndarmlängenveränderung nach prophylaktischer antibiotischer Behandlung

Wie in Abb. 26 gezeigt, wiesen die unbehandelten Kontrolltiere mit Ileitis eine relative Verkürzung des Dünndarms in Bezug auf den Mittelwert nicht infizierter gleichaltriger Tiere von 24,2 ± 6,9% auf. Die antibiotische Behandlung mit Ciprofloxacin als Monotherapie

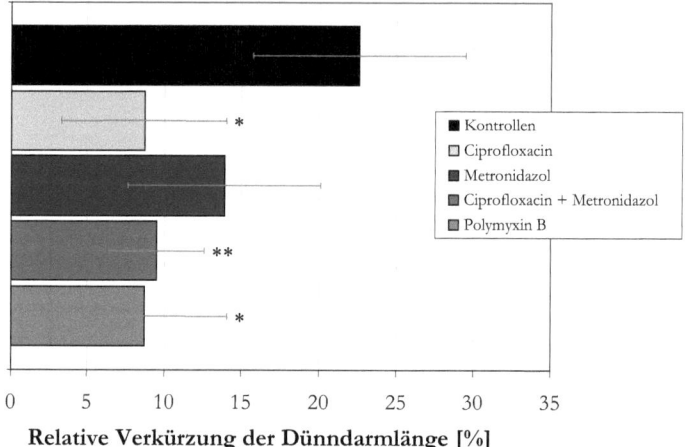

Abbildung 26: Reduktion der Dünndarmlängenverkürzung nach prophylaktischer antibiotischer Behandlung bei C57BL/6-Mäusen mit Ileitis nach peroraler Infektion mit 100 Zysten *T. gondii*. Die Behandlung begann 5 Tage vor der Infektion und in allen Gruppen war n=5. Die Darmlänge wurde bei PBS-behandelten Mäusen (Kontroll-Tiere), bei Mäusen, die mit Ciprofloxacin, Metronidazol, Ciprofloxacin plus Metronidazol in Kombination oder Polymyxin B behandelt wurden, an Tag 8 nach Infektion mit *T. gondii* gemessen und in Bezug auf den Mittelwert der Darmlänge nicht infizierter Tiere die relative Verkürzung (in %) ermittelt. Die Ergebnisse sind als Mittelwerte mit dazugehöriger Standardabweichung gezeigt; auf der x-Achse wurde die relative Verkürzung der Dünndarmlänge abgetragen. *: $p<0,05$; **: $p<0,01$ (jeweils im Vergleich mit nicht infizierten Mäusen).

konnte diese Darmverkürzung deutlich reduzieren (8,7 ± 5,4%; $p<0,05$ vs. PBS-Behandlung). Auch die Therapie mit Ciprofloxacin plus Metronidazol in Kombination (9,5 ± 3,1%; $p<0,01$ vs. PBS-Behandlung) sowie mit Polymyxin B (8,7 ± 5,4%; $p<0,05$ vs. PBS-Behandlung) bewirkten eine signifikant geringere Verkürzung des Dünndarms im Vergleich zu den Kontrolltieren. Die Behandlung mit Metronidazol als Monotherapie zeigte eine relative Verkürzung der Dünndarmlänge von 13,9 ± 6,3% (nicht signifikant vs. PBS-Behandlung).

3.4.2 Therapeutische Behandlung

Durch prophylaktische antibiotische Reduktion der Darmflora konnte gezeigt werden, dass die Ausbildung der Ileitis nach peroraler *T. gondii*-Infektion deutlich im Zusammenhang mit den im Darm anwesenden Bakterien steht, d.h. die selektive Reduktion der Darmflora konnte die histopathologischen Veränderungen, die Letalität, die Gewichtsreduktion und die Dünndarmlängenveränderung bessern bzw. beeinflussen.

Nun sollte untersucht werden, wie sich eine antibiotische Behandlung auf eine bereits bestehende Ileitis auswirkt. Hierzu wurden C57BL/6-Mäuse therapeutisch (5 Tage p.i. bis 8 bzw. 21 Tage (Überlebensversuche) p.i.) mit Ciprofloxacin, Metronidazol oder Polymyxin B behandelt (analog zu den prophylaktischen Regimen).

3.4.2.1 Überlebensraten nach therapeutischer Antibiotika-Behandlung

Auch durch die therapeutische Antibiotika-Behandlung ließen sich lebensverlängernde Effekte über Tag 8 p.i. hinaus erzielen (Abb. 27). An Tag 8 p.i. waren 100% der unbehandelten infizierten Kontrolltiere verstorben, wohingegen alle antibiotischen Behandlungsregime einen Überlebensvorteil erbrachten. Aus der Ciprofloxacin-behandelten Gruppe lebten an Tag 8 noch 80%, an Tag 9 noch 40% und an Tag 10 noch 30% der Tiere, wobei an Tag 11 p.i. sämtliche Tiere verstorben waren. Die Metronidazol-behandelten Tiere überlebten zu 90% Tag 8 und zu 60% Tag 9. Auch hier überlebte kein Tier Tag 11 p.i.. Die Therapie mit Ciprofloxacin plus Metronidazol in Kombination bewirkte ein Überleben von 100% der Tiere bis Tag 8 p.i., weitere 40% überlebten bis Tag 12 p.i. und 20% der Tiere überlebten über Tag 21 p.i. hinaus ($p<0,001$ vs. PBS-Behandlung). Auch die Polymyxin B-behandelte Gruppe zeigte einen Überlebensvorteil über Tag 8 p.i. hinaus. So lebten hier noch 73% der Tiere, an Tag 9 p.i. 67% und an Tag 10 p.i. noch 33%. 7% der Polymyxin-B-behandelten Tiere waren über Tag 21 hinaus noch am Leben.

Daraus ergibt sich für die Monotherapie mit Ciprofloxacin oder mit Metronidazol ein Überlebensvorteil von 3 Tagen bis Tag 11 p.i. im Vergleich zu den PBS-behandelten Kontrolltieren. Die Kombinationsbehandlung mit beiden Antibiotika bewirkte ein Überleben von 70% der Tiere über Tag 8 p.i. hinaus, wodurch 20% der Tiere die akute Ileitis überlebten. Durch die Behandlung mit Polymyxin B überlebten 7% der Tiere die Infektion mit *T.*

gondii. Durch die therapeutische Antibiotikabehandlung nach *T. gondii*-Infektion konnte folglich in allen Behandlungsgruppen eine signifikante Verlängerung der Überlebenszeit im Vergleich zu den unbehandelten Kontrolltieren erreicht werden.

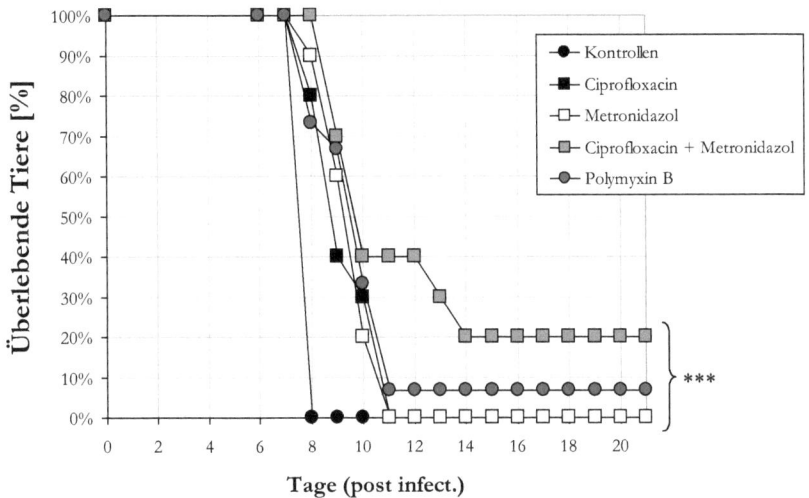

Abbildung 27: Lebensverlängerung bei Mäusen mit *T. gondii*-induzierter Ileitis nach antibiotischer Behandlung. Untersucht wurde der Einfluss der therapeutischen Antibiotika-Therapie auf die Überlebensdauer der Tiere. Dargestellt sind die Überlebensraten bei Behandlung ab Tag 5 nach peroraler *T. gondii*-Infektion mit Ciprofloxacin in Monotherapie (n=10), mit Metronidazol in Monotherapie (n=10), mit Ciprofloxacin plus Metronidazol in Kombinationsbehandlung (n=10) sowie mit Polymyxin B in Monotherapie (n=15). Die PBS-behandelten Kontrolltiere sind als schwarze Kreise (n=8) gezeigt. ***: $p<0{,}001$ im Vergleich zu den Kontrolltieren.

3.4.2.2 Histopathologie nach therapeutischer Antibiotika-Behandlung

Auch bei den Versuchen mit therapeutischen (ab Tag 5 p.i.) antimikrobiellen Behandlungsregimen wurde das terminale Ileum der an Tag 8 p.i. sezierten Tiere histologisch untersucht. Bei den PBS-behandelten Kontrolltieren zeigte sich hier im Median ein histologischer „Score" von 6,0 ± 0,4 und damit insgesamt deutliche nekrotische Veränderungen des Dünndarms (Abb. 28).

Durch die antibiotische Behandlung konnte eine signifikante Reduzierung der histopathologischen Veränderungen im terminalen Ileum erreicht werden. So wurde durch die Behandlung mit Ciprofloxacin ab Tag 5 nach der Infektion mit *T. gondii* im Median ein histologischer „Score" von 4 ± 0,9 erzielt – 4 von 5 Tiere entwickelten keine Nekrosen.

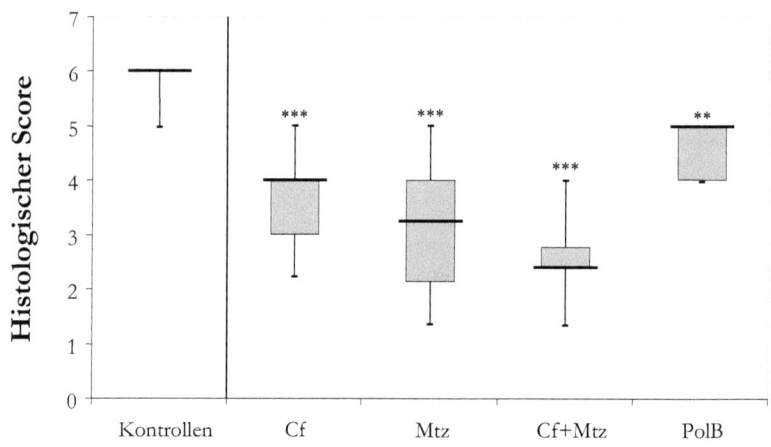

Abbildung 28: Geringere Ausprägung der Histopathologie bei Mäusen mit therapeutischer antibiotischer Behandlung. Der Schweregrad der Ileitis wurde an Tag 8 p.i. bei PBS-behandelten Mäusen und Mäusen, die mit Ciprofloxacin (Cf), Metronidazol (Mtz), Ciprofloxacin plus Metronidazol in Kombination (Cf+Mtz) oder Polymyxin B (PolB) behandelt wurden, in H&E-gefärbten Gewebsschnitten histologisch ermittelt. Die Therapie startete 5 Tage nach *T. gondii*-Infektion und in allen Gruppen war n=5. Die Ergebnisse sind als Boxplots gezeigt (**: $p<0,01$; ***: $p<0,001$ verglichen mit PBS-behandelten Mäusen).
„0": Normal; „1": Ödematös; „2": Transsudat ohne Zellen, Epithel intakt; „3": Transsudat mit Zellen; „4": Beginnende Auflösung der Epithelschicht; „5": Nekrose (< 50% der Darmlänge); „6": Nekrose (> 50% der Darmlänge)

Die Behandlung mit Metronidazol ergab im Median einen Histo-„Score" von 3,3 ± 1,3 – auch hier zeigten 4 von 5 Tieren keine Nekrosen, sondern maximal eine beginnende Auflösung der Epithelschicht. Im Student's *t*-Test ergab sich sowohl für die Therapie mit Ciprofloxacin als auch mit Metronidazol ein *p*-Wert von $p<0,01$. Beide Gruppen zeigten damit im Vergleich zu unbehandelten Kontrolltieren eine hochsignifikante Reduktion des histologischen „Scores". Bei der Kombinationstherapie mit Ciprofloxacin plus Metronidazol lag der Median bei 2,4 ± 0,8. Auch hier ergab sich eine signifikante Verbesserung der Dünndarmhistologie mit einem *p*-Wert von $p<0,01$. In der Polymyxin-behandelten Gruppe konnte bei 2 von 5 Tieren ein „Score" von 4 erreicht werden. Es ergab sich im Median ein „Score" von 5 ± 0,5, was mit einem p-Wert von $p<0,01$ ebenfalls signifikant in Bezug auf die Kontrolltiere war.

3.4.2.3 Mikrobiologische Analyse der Darmflora nach therapeutischer Antibiotika-Behandlung

Auch nach therapeutischer antimikrobieller Behandlung entsprach die nachgewiesene Ileum-Darmflora den erwarteten Wirkspektren der jeweils verwendeten Antibiotika.

So zeigten die PBS-behandelten Kontrolltiere nach *T. gondii*-Infektion entsprechend aller vorangegangenen Experimente mit $3,4 \pm 2,3 \times 10^{10}$ KBE/g Darminhalt das typische Muster einer stark erhöhten Gesamtbakterienlast (verglichen mit nicht infizierten und unbehandelten Tieren) mit einer deutlichen Verschiebung hin zu gramnegativer Flora (*E. coli* und *Bacteroides/Prevotella* spp.). *E. coli* ($2,3 \pm 2,6 \times 10^{10}$ KBE/g Darminhalt), *Bacteroides/Prevotella* spp. ($2,1 \pm 7,8 \times 10^{9}$ KBE/g Darminhalt), aerobe grampositive Kokken (Enterokokken) ($2,4 \pm 6,9 \times 10^{8}$ KBE/g Darminhalt) sowie aerobe grampositive Stäbchen ($4,2 \pm 4,7 \times 10^{6}$ KBE/g Darminhalt) wurden jeweils bei sämtlichen Tieren nachgewiesen. Die Gruppe der anaeroben grampositiven Stäbchen lag bei allen Tieren unterhalb der Nachweisgrenze von 10^{3} KBE/g Darminhalt.

Durch die Therapie mit Ciprofloxacin konnte eine deutliche Reduktion der Gesamtbakterienlast auf $0,3 \pm 7,4 \times 10^{8}$ KBE/g Darminhalt erreicht werden, was mit $p<0,01$ im Vergleich zur PBS-Behandlung hochsignifikant war (Abb. 29A). Aerobe grampositive Kokken (Enterokokken), *E. coli*, *Bacteroides/Prevotella* spp. und anaerobe grampositiv Stäbchen lagen bei allen Tieren bei $<1\times10^{3}$ KBE/g Darminhalt und damit unterhalb der Nachweisgrenze –mit $p<0,01$ jeweils signifikant im Vergleich zu den PBS-behandelten Tieren. Aerobe grampositive Stäbchen konnten mit $0,1 \pm 3,3 \times 10^{7}$ KBE/g Darminhalt bei 4 von 5 Tieren nachgewiesen werden (nicht signifikant vs. PBS-Behandlung). Insgesamt ergab dies eine deutliche Reduktion der Gesamtbakterienlast, insbesondere der gramnegativen Flora, nach peroraler Ciprofloxacin-Behandlung von Tag 5 bis Tag 8 p.i..

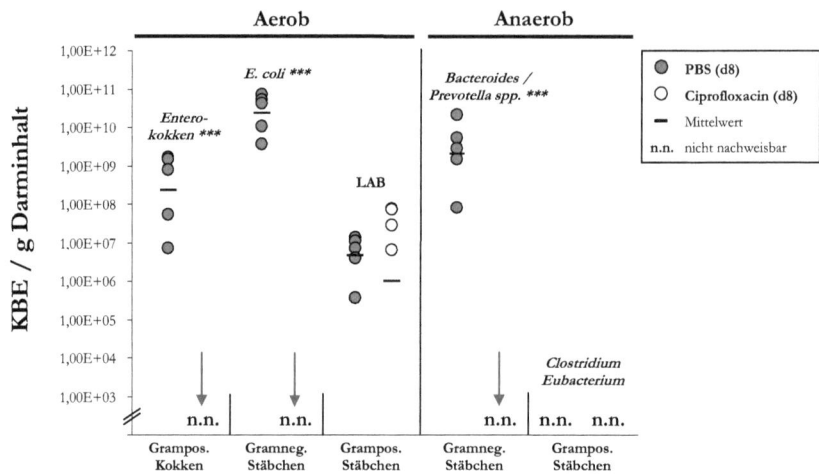

Abbildung 29 A (-D): Analyse der Darmflora im terminalen Ileum bei Mäusen mit therapeutischer Antibiotika-Behandlung nach peroraler Infektion mit 100 Zysten *T. gondii*. Dargestellt sind die Unterschiede zwischen der bakteriellen Flora des terminalen Ileums mit *T. gondii* infizierter C57BL/6-Mäuse mit Ileitis (PBS-Behandlung, ausgefüllte Kreise) und mit **Ciprofloxacin** (transparente Kreise) behandelter Mäuse an Tag 8 post infectionem. Die Anzahl der gezeigten Kolonie-bildenden Einheiten pro Gramm Darminhalt (KBE/g Darminhalt) wurde durch Kultivierung, wie im Methodenteil beschrieben, ermittelt. Die einzelnen Spezies (*E. coli*, „lactic acid bacteria" [LAB, hauptsächlich *Lactobacillus* spp.], *Bacteroides/Prevotella* spp., Enterokokken und *Clostridium/Eubacterium* spp.) wurden durch biochemische Analyse bestimmt. Die Ergebnisse sind für mindestens 3 Experimente repräsentativ und pro Gruppe war n=5. *: $p<0,05$; **: $p<0,01$; ***: $p<0,001$ verglichen mit der Bakterienmenge im terminalen Ileum PBS-behandelter Mäuse.

Durch die Behandlung mit Metronidazol zeigte sich auch bei therapeutischem Ansatz eine effiziente Reduktion der anaeroben Flora (unterhalb die Nachweisgrenze; $p<0,01$ vs. PBS-Behandlung; Abb. 29B). Die aerobe Flora blieb weitestgehend unbeeinflusst (*E. coli*: $0,03 \pm 3,4 \times 10^9$ KBE/g Darminhalt, grampositiv Kokken: $2,5 \pm 3,9 \times 10^9$ KBE/g Darminhalt, grampositive Stäbchen: $0,3 \pm 5,3 \times 10^5$ KBE/g Darminhalt; jeweils nicht signifikant vs. PBS-Behandlung).

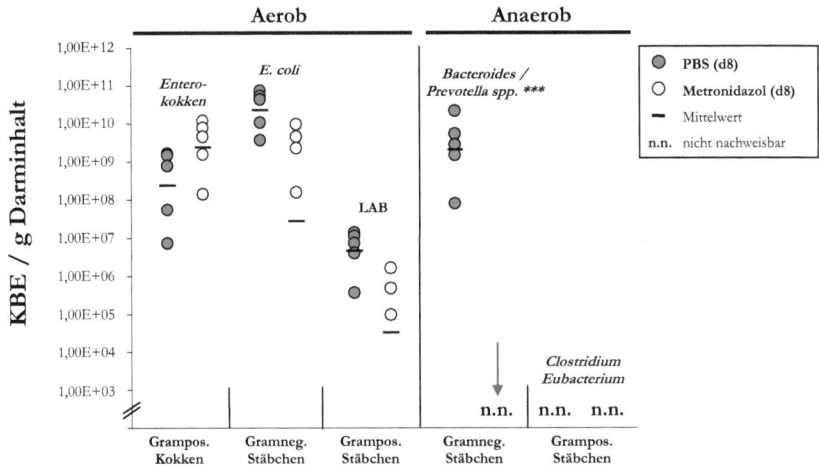

Abbildung 29 B: Analyse der Darmflora im terminalen Ileum bei Mäusen mit therapeutischer Antibiotika-Behandlung nach peroraler Infektion mit 100 Zysten *T. gondii*. Dargestellt sind die Unterschiede zwischen der bakteriellen Flora des terminalen Ileums mit *T. gondii* infizierter C57BL/6-Mäuse mit Ileitis (ausgefüllte Kreise) und mit **Metronidazol** behandelter Mäuse (transparente Kreise) an Tag 8 post infectionem. Die Anzahl der gezeigten Koloniebildenden Einheiten pro Gramm Darminhalt (KBE/g Darminhalt) wurde durch Kultivierung, wie im Methodenteil beschrieben, ermittelt. Die einzelnen Spezies (*E. coli*, „lactic acid bacteria" [LAB, hauptsächlich *Lactobacillus* spp.], *Bacteroides/Prevotella* spp., Enterokokken und *Clostridium/Eubacterium* spp.) wurden durch biochemische Analyse bestimmt. Die Ergebnisse sind für mindestens 3 Experimente repräsentativ und pro Gruppe war n=5. ***: $p<0,001$ verglichen mit der Bakterienmenge im terminalen Ileum PBS-behandelter Mäuse.

Die Kombinationstherapie mit Ciprofloxacin plus Metronidazol zeigte die erwartete Synergie beider Wirkspektren, wodurch die Gesamtbakterienlast von $3,4 \pm 2,3 \times 10^{10}$ auf $1,1 \pm 1,9 \times 10^{7}$ KBE/g Darminhalt signifikant ($p<0,01$ vs. PBS-Behandlung) gesenkt werden konnte (Abb. 29C). Die gramnegative Flora (*E. coli* bzw. *Bacteroides/Prevotella* spp.) wurde unter die Nachweisgrenze reduziert (jeweils $p<0,001$ vs. PBS-Behandlung). Aerobe grampositive Kokken ($p<0,01$ vs. PBS-Behandlung) und anaerobe grampositive Stäbchen (nicht signifikant vs. PBS-Behandlung) lagen unterhalb der Nachweisgrenze, aerobe grampositive Stäbchen wurden bei sämtlichen Tieren mit $1,1 \pm 1,9 \times 10^{7}$ KBE/g Darminhalt nachgewiesen (nicht signifikant vs. PBS-Behandlung).

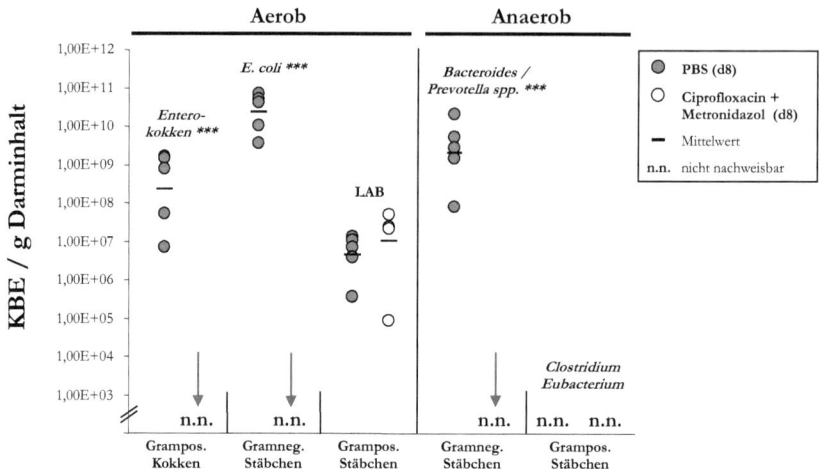

Abbildung 29 C: Analyse der Darmflora im terminalen Ileum bei Mäusen mit therapeutischer Antibiotika-Behandlung nach peroraler Infektion mit 100 Zysten *T. gondii*. Dargestellt sind die Unterschiede zwischen der bakteriellen Flora des terminalen Ileums mit *T. gondii* infizierter C57BL/6-Mäuse mit Ileitis (ausgefüllte Kreise) und mit **Ciprofloxacin plus Metronidazol** behandelter C57BL/6-Mäuse (transparente Kreise) an Tag 8 post infectionem. Die Anzahl der gezeigten Kolonie-bildenden Einheiten pro Gramm Darminhalt (KBE/g Darminhalt) wurde durch Kultivierung, wie im Methodenteil beschrieben, ermittelt. Die einzelnen Spezies (*E. coli*, „lactic acid bacteria" [LAB, hauptsächlich *Lactobacillus* spp.], *Bacteroides/Prevotella* spp., Enterokokken und *Clostridium/Eubacterium* spp.) wurden durch biochemische Analyse bestimmt. Die Ergebnisse sind für mindestens 3 Experimente repräsentativ und pro Gruppe war n=5. ***: $p<0,001$ verglichen mit der Bakterienmenge im terminalen Ileum PBS-behandelter Mäuse.

Die mikrobiologische Analyse der Darmflora von mit Polymyxin B behandelten Tieren an Tag 8 p.i. zeigte, dass *E. coli* durch Polymyxin B von $2,3 \pm 2,6 \times 10^{10}$ KBE/g Darminhalt selektiv eradiziert werden konnte (unterhalb die Nachweisgrenze, Abb. 29D). Alle anderen Bakteriengruppen (aerobe grampositive Stäbchen bzw. Kokken sowie anaerobe gramnegative bzw. grampositive Stäbchen) blieben von der Behandlung mit Polymyxin B unbeeinflusst (Abb. 29D).

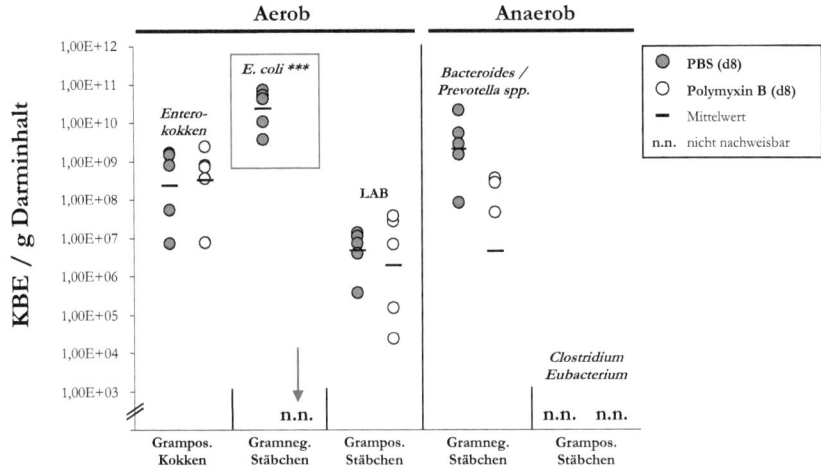

Abbildung 29 D: Analyse der Darmflora im terminalen Ileum bei Mäusen mit therapeutischer Antibiotika-Behandlung nach peroraler Infektion mit 100 Zysten *T. gondii*. Dargestellt sind die Unterschiede zwischen der bakteriellen Flora des terminalen Ileums mit *T. gondii* infizierter C57BL/6-Mäuse mit Ileitis (ausgefüllte Kreise) und mit **Polymyxin B** behandelter C57BL/6-Mäuse (transparente Kreise) an Tag 8 post infectionem. Die Anzahl der gezeigten Kolonie-bildenden Einheiten pro Gramm Darminhalt (KBE/g Darminhalt) wurde durch Kultivierung, wie im Methodenteil beschrieben, ermittelt. Die einzelnen Spezies (*E. coli*, „lactic acid bacteria" [LAB, hauptsächlich *Lactobacillus* spp.], *Bacteroides/Prevotella* spp., Enterokokken und *Clostridium/Eubacterium* spp.) wurden durch biochemische Analyse bestimmt. Die Ergebnisse sind für mindestens 3 Experimente repräsentativ und pro Gruppe war n=5. ***: $p<0,001$ verglichen mit der Bakterienmenge im terminalen Ileum PBS-behandelter Mäuse.

3.4.2.4 Gewichtsveränderung nach therapeutischer Antibiotika-Behandlung

Auch unter therapeutischer Antibiotika-Behandlung wurde der Gewichtsverlauf als objektiver Parameter herangezogen. Die Tiere wurden jeweils vor peroraler Medikamentenapplikation gewogen und das Gewicht an Tag 7/8 p.i. zum Ausgangsgewicht an Tag 0 in Beziehung gesetzt, um dann den prozentualen Gewichtsverlust zu errechnen (Abb. 30).

Die unbehandelten Kontrolltiere im Median 19,8 ± 1,6% ihres Ausgangsgewichtes, wohingegen bei allen antibiotisch therapierten Tieren eine signifikante Reduktion dieser Gewichtsabnahme als ein Korrelat des allgemeinen klinischen Zustandes der Tiere erreicht werden konnte. Am deutlichsten war dieser weniger starke Gewichtsverlust bei den mit Ciprofloxacin plus Metronidazol behandelten Tieren, welche nur 12,2 ± 3,7% an Gewicht verloren ($p<0,01$ vs. PBS-Behandlung). Die monotherapierten Tiere verloren ebenfalls weniger Gewicht als die Kontrolltiere (Ciprofloxacin: 15,0 ± 2,5%, Metronidazol: 13,1 ± 2,4%;

jeweils $p<0{,}01$ vs. PBS-Behandlung). Die Behandlung mit Polymyxin B bewirkte im Median einen Gewichtsverlust von 14,9 ± 2,1% ($p<0{,}05$ vs. PBS-Behandlung). So führte auch eine therapeutische Behandlung mit Antibiotika zu einem signifikant geringeren Gewichtsverlust von mit *T. gondii* infizierten Tieren.

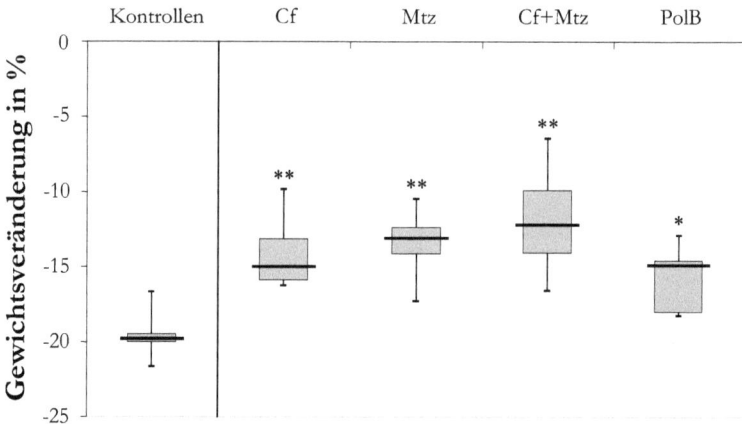

Abbildung 30: Signifikant geringerer Gewichtsverlust von Mäusen mit antibiotischer Behandlung. Untersucht wurde die Gewichtsveränderung unter therapeutischer Antibiotika-Therapie bei C57Bl/6-Mäusen nach peroraler Infektion mit 100 Zysten *T. gondii*. Die Behandlung begann an Tag 5 nach der Infektion und in allen Gruppen war n=5. Das Gewicht wurde bei PBS-behandelten Mäusen (Kontrollen), bei Mäusen, die mit Ciprofloxacin (Cf), Metronidazol (Mtz), Ciprofloxacin plus Metronidazol in Kombination (Cf+Mtz) oder Polymyxin B (PolB) behandelt wurden an Tag 0 (vor der Infektion) sowie an Tag 8 nach Infektion mit *T. gondii* bestimmt und der prozentuale Gewichtsverlust im Verlauf der Infektion ermittelt. Die Ergebnisse sind in Form von Boxplots gezeigt; die Gruppenzuordnung ist an der x-Achse aufgetragen, die prozentuale Gewichtsreduktion auf der y-Achse. *: $p<0{,}05$; **: $p<0{,}01$ jeweils im Vergleich mit den PBS-behandelten Kontrolltieren.

3.4.2.5 Dünndarmlängenveränderung nach therapeutischer Antibiotika-Behandlung

Durch eine antibiotische Behandlung ab Tag 5 nach peroraler Infektion mit *T. gondii* konnte eine Reduktion der Verkürzung der Dünndarmlänge im Zuge der Immunpathologie erreicht werden. Die relative Verkürzung des Dünndarms von PBS-behandelten Kontrolltieren (schwarzer Balken) in Bezug auf den Mittelwert nicht infizierter Tiere gleichen Alters und Geschlechts lag bei 18,5 ± 4,3% (Abb. 31).

Die therapeutische antibiotische Behandlung sowohl mit Ciprofloxacin oder Metronidazol als Monotherapie als auch in Kombination zeigte eine signifikante Reduktion der Verkürzung des Dünndarms bezogen auf die erkrankten Kontrolltiere (Abb. 31):

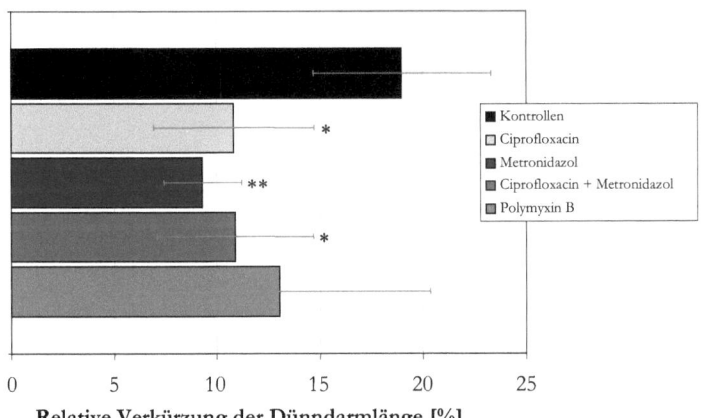

Abbildung 31: Reduktion der Dünndarmlängenverkürzung bei Mäusen mit antibiotischer Behandlung. Untersucht wurde die Dünndarmlängenveränderung unter therapeutischer Antibiotika-Behandlung bei C57Bl/6-Mäusen nach peroraler Infektion mit 100 Zysten *T. gondii* – die Behandlung begann an Tag 5 nach der Infektion und in allen Gruppen war n=5. Die Darmlänge wurde bei PBS-behandelten Mäusen (Kontroll-Tiere), bei Mäusen, die mit Ciprofloxacin, Metronidazol, Ciprofloxacin plus Metronidazol in Kombination oder Polymyxin B behandelt wurden, an Tag 8 nach Infektion mit *T. gondii* gemessen und in Bezug auf den Mittelwert der Darmlänge nicht infizierter Tiere die prozentuale Verkürzung ermittelt. Die Ergebnisse sind als Mittelwerte mit dazugehöriger Standardabweichung gezeigt; auf der x-Achse wurde die relative Verkürzung der Dünndarmlänge abgetragen. *: $p<0,05$; **: $p<0,01$ jeweils im Vergleich mit PBS-behandelten Mäusen.

Somit ließ sich durch die Monotherapie mit Ciprofloxacin (rosa-farbener Balken) eine Reduktion der Dünndarmverkürzung auf durchschnittlich 10,8 ± 3,9% erreichen ($p<0,05$ im Vergleich zu den Kontrolltieren). Metronidazol als Monotherapie (rotbrauner Balken) führte, wie auch eine Kombinationsbehandlung mit Ciprofloxacin plus Metronidazol (roter Balken; 10,9 ± 3,8%; $p<0,05$), mit 9,3 ± 1,9% ebenso zu einer signifikant geringeren Dünndarmverkürzung im Vergleich zu PBS-behandelten Kontrollmäusen ($p<0,01$),. Einzig die Behandlung mit Polymyxin B (orange-farbener Balken) ergab mit 13,0 ± 7,3% keine signifikante Reduktion der Verkürzung.

3.4.3 Konzentrationen von Immunmediatoren im Ileum bei antibiotischer Behandlung *T. gondii*-infizierter Mäuse

3.4.3.1 NO- und IFN-γ-Spiegel bei antibiotischer Behandlung mit Ciprofloxacin und Metronidazol

Da IFN-γ und NO als Marker für eine TH1-vermittelte Immunantwort gelten, wurden diese Immunmediatoren bei prophylaktisch und therapeutisch Antibiotika-behandelten Mäusen in Ileum-Organkulturüberständen gemessen, um zu eruieren, ob maßgeblich an der Immunpathologie beteiligte Mediatoren durch eine entsprechende Behandlung reduziert werden können.

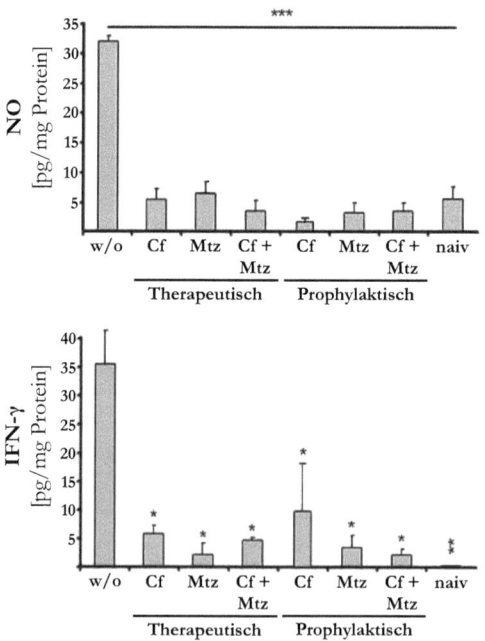

Abbildung 32: Immunmediatoren in Ileum-Organkulturüberständen nach prophylaktischer bzw. therapeutischer Antibiotikabehandlung *T. gondii*-infizierter C57BL/6-Mäuse. Dargestellt sind NO- bzw. IFN-γ-Konzentrationen für die prophylaktische (ab Tag 5 vor *T. gondii*-Infektion) bzw. therapeutische Behandlung (ab Tag 5 nach *T. gondii*-Infektion). Cf = Ciprofloxacin, Mtz = Metronidazol, w/o = PBS-Behandlung, naiv = keine *T. gondii*-Infektion. Dargestellt sind Mittelwerte mit Standardabweichung, wobei in allen Gruppen n=5 war. *: $p<0{,}05$; **: $p<0{,}01$; ***: $p<0{,}001$ im Vergleich mit PBS-behandelten Tieren. Daten in Kooperation mit Julia Niebergall (med. Dissertationsschrift)

Bei PBS-behandelten Tieren fanden sich nach *T. gondii*-Infektion im Vergleich zu nicht infizierten Tieren deutlich erhöhte NO- und IFN-γ-Konzentrationen (Abb. 32). Durch die antibiotische Behandlung infizierter Mäuse, konnten die im terminalen Ileum gemessenen NO- und IFN-γ-Konzentrationen sowohl durch prophylaktische als auch therapeutische Behandlung auf Werte naiver Tiere gesenkt werden, wodurch sie signifikant niedriger waren als bei Tieren mit Ileitis ($p<0,01$; Abb. 32).

3.4.3.2 NO-Konzentrationen bei Behandlung mit Polymyxin B

Die oben gezeigte Abmilderung der Entzündungsreaktion im Dünndarm durch die prophylaktische Gabe von Polymyxin B spiegelte sich auch in erniedrigten NO-Konzentrationen wider.

Hierfür wurden in Ileum-Organkulturüberständen die NO-Konzentrationen bei naiven Tieren ohne Ileitis (Ileitis -, PolB -), *T. gondii*-infizierten Tieren mit Ileitis aber ohne Polymyxin B Behandlung (Ileitis +, PolB -) und bei Tieren mit Ileitis und Polymyxin B Behandlung (Ileitis +, PolB +) gemessen (Abb. 33). Die PBS-behandelte Kontrollgruppe zeigte signifikant höhere NO-Spiegel im Ileum als Polymyxin B behandelte oder nicht infizierte Tiere. Durch die Polymyxin B Behandlung konnten die NO-Konzentrationen auf Werte von nicht infizierten Tieren gesenkt werden (Abb. 33).

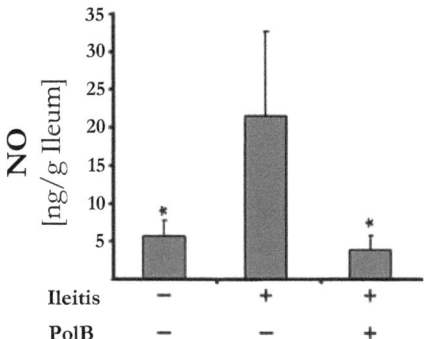

Abbildung 33: Dargestellt sind die NO-Konzentrationen in Ileum-Organkulturüberständen bei naiven Tieren (n=5), nach prophylaktischer Polymyxin B (PolB)-Behandlung bei Ileitis (n=4) und bei PBS-behandelten Tieren mit Ileitis (n=5). Angegeben sind Mittelwerte mit dazugehöriger Standardabweichung (*: $p<0,05$ im Vergleich zur Kontrollgruppe). Daten in Kooperation mit Julia Niebergall (med. Dissertationsschrift).

3.5 Gnotobiotische C57BL/6-Mäuse mit definierter Rekolonisierung

Zur Analyse des Einflusses spezifischer Bakteriengruppen auf die Entwicklung der Ileitis nach peroraler Infektion mit 100 Zysten *T. gondii* wurden Untersuchungen in gnotobiotischen (*griechisch:* gnotós = definiertes; bios = Leben) C57BL/6-Wildtypmäusen durchgeführt. Diese Tiere wurden mittels antibiotischer fünffach-Behandlung über 6 Wochen (siehe 2.3.6.3) generiert und unter sterilen Bedingungen gehalten. Die Rekolonisation erfolgte mit bestimmten Bakterienspezies bzw. der kompletten Darmflora von Mäusen mit Ileitis. Somit handelte es sich um Mäuse, bei denen sekundär alle mikrobiologisch kultivierbaren Bakterien aus dem Darm eradiziert wurden, wodurch sie ein vollständig entwickeltes Immunsystem aufwiesen und nicht von Geburt an keimfrei waren. Zum Zeitpunkt der Infektion war die Antibiotikatherapie bereits seit 10 Tagen beendet, wodurch mögliche Parasiten-bedingte oder immunmodulatorische Einflüsse der Antibiotika ausgeschlossen werden konnten. Außerdem erhielten alle Gruppen eine identische Antibiotika-Therapie und unterschieden sich lediglich durch ihren Kolonisationsstatus durch individuelle Rekolonisation mit spezifischen Bakteriengruppen.

3.5.1 Überlebensraten nach definierter Rekolonisation *T. gondii*-infizierter gnotobiotischer Mäuse

Die Überlebensraten der gnotobiotischen, mit *T. gondii* infizierten, Mäuse unterschieden sich deutlich in Abhängigkeit von ihrem jeweiligen Kolonisationsstatus. So überlebten 80% der gnotobiotischen Tiere ohne kultivierbare Darmflora die akute Infektion, und bis zu 75% überlebten über das Ende des Beobachtunszeitraumes (Tag 21 p.i.) hinaus, was sowohl im Vergleich mit den SPF-Kontrollmäusen als auch mit den Mäusen mit Ileitis-Darminhalt hochsignifikant war ($p<0{,}01$; Abb. 34). Im Gegensatz dazu verstarben alle gnotobiotischen Mäuse, die mit ilealem Darminhalt von Mäusen mit Ileitis rekolonisiert worden waren, an Tag 9 p.i. – genauso wie sämtliche SPF-Kontrollmäuse mit Ileitis (Abb. 34, kein signifikanter Unterschied). In der mit *E. coli* rekolonisierten Gruppe überlebte im Gegensatz zu den mit *Bacteroides/Prevotella* spp. oder *L. johnsonii* rekolonisierten Mäusen kein Tier die akute Infektion – an Tag 13 p.i. waren 100% der Tiere an der Immunpathologie verstorben. Dies war zwar ein signifikanter Überlebensvorteil gegenüber den SPF-Kontrollmäusen und den Mäusen mit Ileitis-Darminhalt, aber signifikant schlechter als die Überlebensraten der anderen Gruppen. Mäuse, die mit *L. johnsonii* monoassoziiert worden waren, entwickelten keine Ileitis und an Tag 8 p.i. war keines der Tiere verstorben. Insgesamt überlebten 37,5% der Mäuse über Tag 21 p.i. hinaus ($p<0,01$ vs. SPF-Kontrollen). Nach Rekolonisation mit *Bacteroides/Prevotella* spp. überlebten 22% der Tiere die Infektion über Tag 21 hinaus ($p<0,01$ vs. SPF-Kontrollen).

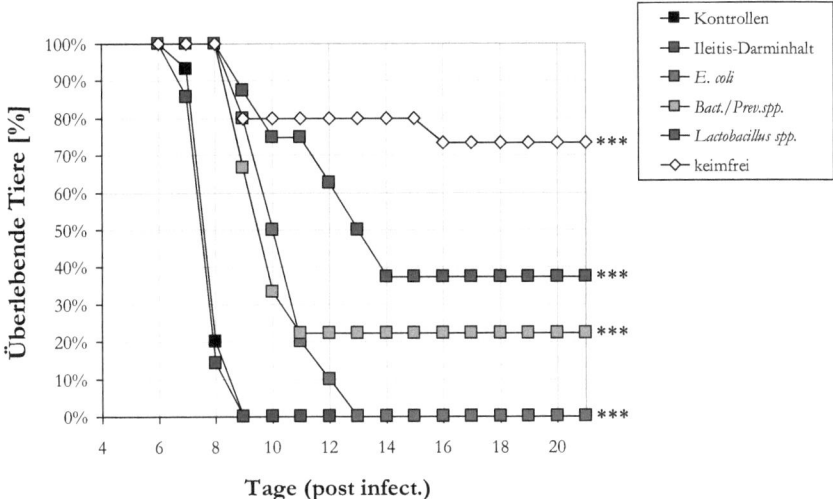

Abbildung 34: Überlebensraten gnotobiotischer Mäuse nach peroraler Infektion mit *T. gondii*. Untersucht wurde der Einfluss spezifischer Bakteriengruppen auf die Letalität. Dargestellt sind zum einen die infizierten Kontrolltiere mit SPF-Flora (n=5) und zum anderen die Tiere, die mit bestimmten Bakterienspezies rekolonisiert wurden (Mäuse, rekolonisiert mit *E. coli* (n=5), mit *Bacteroides/Prevotella* spp. (n=4), mit *L. johnsonii* (n=5), mit Darmflora von Tieren mit Ileitis (n=4) sowie Mäuse ohne kultivierbare Darmflora (n=9)). ***: $p<0,001$ im Vergleich zu den SPF-Kontrolltieren und den mit Ileitis-Darminhalt rekolonisierten Tieren.

3.5.2 Histopathologische Dünndarmveränderungen von gnotobiotischen Mäusen nach *T. gondii*-Infektion

Die histologische Aufarbeitung des Dünndarms der mit verschiedenen Bakterienspezies rekolonisierten gnotobiotischen Mäuse zeigte an Tag 8 p.i. deutliche Unterschiede bezüglich histopathologischer Veränderungen des Darmepithels (Abb. 35).

Bei den Kontrolltieren, welche konventionell gehaltene C57BL/6-Mäuse mit SPF-Flora waren, zeigte sich erwartungsgemäß im Median ein histologischer „Score" von 6,0 ± 0,4 (was einer Darmnekrose auf über 50% des terminalen Ileums entspricht), wohingegen bei den sterilen Tieren an Tag 8 nach *T. gondii*-Infektion keinerlei Entzündungszeichen in der Darmschleimhaut nachweisbar waren (histolog. „Score" im Median: 0,2 ± 0,2; $p<0{,}01$ vs. SPF-Kontrolltiere).

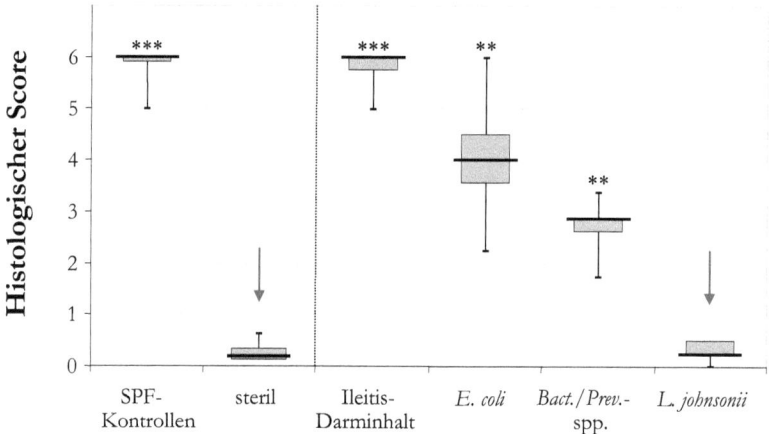

Abbildung 35: Histopathologische Veränderungen im Bereich des Ileums von nicht-rekolonisierten und rekolonisierten gnotobiotischen Mäusen. Ausbleiben der Entzündung bei nicht-rekolonisierten Mäusen und geringere Ausprägung der Histopathologie bei monoassoziierten Mäusen. Der Schweregrad der Ileitis wurde an Tag 8 p.i. in SPF-Mäusen, in gnotobiotischen Mäusen ohne kultivierbare Darmflora sowie in gnotobiotischen Mäusen, die mit ilealem Darminhalt von Ileitis-Mäusen, *E. coli*, *Bacteroides/Prevotella* spp. oder *L. johnsonii* rekolonisiert worden waren anhand H&E-gefärbter Gewebsschnitte ermittelt (**: $p<0{,}01$; ***: $p<0{,}001$ verglichen mit nicht-kolonisierten gnotobiotischen Mäusen) und als histologischer „Score" dargestellt. Mit roten Pfeilen sind die nicht-rekolonisierten gnotobiotischen und die mit *L. johnsonii* rekolonisierten Tiere markiert, bei denen keinerlei Entzündungszeichen im terminalen Ileum eruierbar waren.
„0": Normal; „1": ödematös; „2": Transsudat ohne Zellen, Epithel intakt; „3": Transsudat mit Zellen; „4": beginnende Auflösung der Epithelschicht; „5": Nekrose (< 50% der Darmlänge); „6": Nekrose (> 50% der Darmlänge)

Im Gegensatz dazu zeigten gnotobiotische Mäuse, die mit ilealer Flora von Mäusen mit Ileitis (an Tag 8 nach *T. gondii*-Infektion gewonnen) rekolonisiert worden waren, genauso wie die SPF-Kontrolltiere, schwerste Nekrosen im Ileum (im Median ein histologischer „Score" von 6,0 ± 0,4; Unterschied nicht signifikant).

Die histopathologische Untersuchung der Ileitis bei gnotobiotischen Mäusen, die entweder mit *E. coli*, *Bacteroides/Prevotella* spp. oder *L. johnsonii* rekolonisiert worden waren zeigte, dass sich das entzündungs-induzierende Potential der einzelnen Bakterienspezies grundlegend unterschied:

In der Gruppe der mit *E. coli* rekolonisierten Mäuse zeigten sich deutliche histopathologische Entzündungszeichen im Ileum an Tag 8 p.i. (im Median ein „Score" von 4,0 ± 1,3; $p<0,01$ im Vergleich zu unbesiedelten Mäusen; Abb. 35). Nach der Rekolonisation mit *Bacteroides/Prevotella* spp. zeigten sich moderate Entzündungszeichen (Transsudat mit Zellen), was im Median eine signifikante Reduktion des histologischen „Scores" im Vergleich zu den Kontrolltieren ergab („Score": 2,9 ± 0,5; $p<0,01$; Abb. 35), wobei sich die histologischen Veränderungen nicht signifikant von denen der mit *E. coli* monokolonisierten Tiere unterschieden. Bei den mit *L. johnsonii* rekolonisierten Tieren blieb das Darmepithel völlig intakt, zeigte keinerlei entzündliche Veränderungen („Score" im Median: 0,3 ± 0,2; Abb. 35) und unterschied sich nicht signifikant von nicht-rekolonisierten gnotobiotischen Tieren. Jedoch im Vergleich mit den SPF-Kontrolltieren ($p<0,01$) sowie den anderen Rekolonisations-Gruppen (Ileitis-Darminhalt, *E. coli* und *Bacteroides/Prevotella* spp.) zeigte sich ein hochsignifikanter Unterschied (jeweils $p<0,01$; Abb. 35).

3.5.3 Dünndarmlängenveränderung gnotobiotischer Mäuse nach peroraler *T. gondii*-Infektion

Auch bei den Versuchen in gnotobiotischen Mäusen wurde als Parameter die Dünndarmlängenverkürzung im Zuge der Immunpathlogie an Tag 8 p.i. ermittelt (Abb. 36). Die relative Verkürzung des Dünndarms der SPF-besiedelten Kontrolltiere lag bei 33,1 ± 3,0%, womit diese eine hochsignifikant stärker ausgeprägte Dünndarmverkürzung aufwiesen als die gnotobiotischen Mäuse ohne kultivierbare Darmflora ($p<0,01$). Genauso wiesen die mit Ileitis-Darminhalt kolonisierten oder mit *E. coli* monoassoziierten Tiere im Verlauf der *T. gondii*-Infektion eine deutlich stärkere Dünndarmlängenverkürzung als die Tiere ohne Kolonisierung auf (Ileitis-Darminhalt: 26,7 ± 4,7% ($p<0,01$); *E. coli*: 14,6 ± 2,9% ($p<0,05$)). Außerdem waren die Dünndarmlängen der mit Ileitis-Darminhalt assoziierten Tiere nicht von denen der SPF-kolonisierten Kontrolltieren verschieden. Bei den mit *L. johnsonii* monokolonisierten Mäusen betrug die Verkürzung 6,5 ± 3,8% und unterschied sich nicht wesentlich von der bei Tieren ohne kultivierbare Darmflora. Auch nach Kolonisierung mit *Bacteroides/Prevotella* spp. ergab sich mit 12,6 ± 4,2% eine nicht signifikant ausgeprägtere Verkürzung des Dünndarms als bei den nicht-rekolonisierten Mäusen.

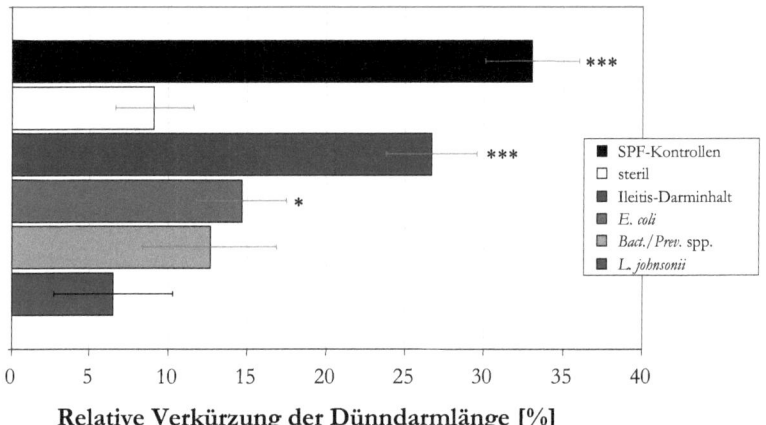

Relative Verkürzung der Dünndarmlänge [%]

Abbildung 36: Veränderung der Dünndarmlängenverkürzung in nicht-kolonisierten und rekolonisierten gnotobiotischen Mäusen. Untersucht wurde der Einfluss spezifischer Bakteriengruppen auf die Dünndarmlängenveränderung nach *T. gondii*-Infektion an Tag 8 p.i. in SPF-Mäusen, in Mäusen ohne kultivierbare Flora und in gnotobiotischen Mäusen, die mit ilealem Darminhalt von Ileitis-Mäusen, *E. coli*, *Bacteroides/Prevotella* spp. oder *L. johnsonii* rekolonisiert worden waren. Die Ergebnisse sind als Mittelwerte mit dazugehöriger Standardabweichung gezeigt; auf der x-Achse wurde die relative Verkürzung der Dünndarmlänge aufgetragen und in allen Gruppen war n=5. (*: $p<0,05$; ***: $p<0,001$ verglichen mit nicht-kolonisierten gnotobiotischen Mäusen).

Die Besiedlung gnotobiotischer Mäuse mit Darminhalt von Mäusen mit Ileitis (zu großen Teilen aus gramnegativer Flora bestehend) führte also zu einer Dünndarmlängenverkürzung, die vergleichbar mit der bei SPF-besiedelten Kontrolltieren war. Dahingegen wiesen die Tiere ohne kultivierbare Darmflora keine histologische Ileumpathologie auf und zeigten eine Verkürzung des Darms von nur 9,1 ± 2,5% in Bezug auf nicht infizierte gleichaltrige Tiere. Die Kolonisation mit *Bacteroides/Prevotella* spp. oder *L. johnsonii* führte zu einer Verkürzung der Dünndarmlänge, die sich nicht von der steriler Tiere unterschied.

3.5.4 Analyse der Darmflora gnotobiotischer Mäuse nach Rekolonisation

Die durchgeführten komplexen Florenanalysen dienten als interne Kontrolle, um die Kolonisationseffiziens nach peroraler Besiedlung zu dokumentieren. Im Ergebnis entsprachen die angezüchteten Keime qualitativ bei allen Gruppen dem Spektrum der jeweils zur Rekolonisation verwendeten Bakterien (Tab. 11).

	aerobe Flora			anaerobe Flora	
	Grampos. Kokken	Gramneg. Stäbchen	Grampos. Stäbchen	Gramneg. Stäbchen	Grampos. Stäbchen
SPF-Kontrollen	$8{,}2 \times 10^9$	$4{,}6 \times 10^{11}$	$<1 \times 10^3$	$1{,}2 \times 10^8$	$<1 \times 10^3$
Keimfreie Kontrollen	$<1 \times 10^3$	$<1 \times 10^3$	$<1 \times 10^3$	$<1 \times 10^3$	$<1 \times 10^3$
Ilealer Darminhalt	$8{,}0 \times 10^{10}$	$8{,}0 \times 10^{11}$	$<1 \times 10^3$	$4{,}3 \times 10^{11}$	$<1 \times 10^3$
E. coli	$<1 \times 10^3$	$8{,}4 \times 10^{10}$	$<1 \times 10^3$	$<1 \times 10^3$	$<1 \times 10^3$
Bact./Prev. spp.	$<1 \times 10^3$	$<1 \times 10^3$	$<1 \times 10^3$	$3{,}5 \times 10^8$	$<1 \times 10^3$
L. johnsonii	$<1 \times 10^3$	$<1 \times 10^3$	$5{,}6 \times 10^8$	$<1 \times 10^3$	$<1 \times 10^3$

Tabelle 11: Quantitative mikrobiologische Florenanalyse der gnotobiotischen Mäuse an Tag 8 p.i.. In Zeilen sind die entsprechenden Tiergruppen nach den Besiedlungsspezies und in Spalten die Ergebnisse der mikrobiologischen Analyse eingetragen. Sämtliche Werte sind als Mittelwerte in KBE/g Darminhalt angegeben.

3.5.5 NO- und IFN-γ-Konzentrationen im terminalen Ileum gnotobiotischer Mäuse

Nach Rekolonisierung mit *L. johnsonii*, *Bacteroides* spp. oder *Bacteroides/Prevotella* spp. konnten in Ileumkulturen der entsprechenden Mäuse nach *T. gondii*-Infektion allenfalls diskret erhöhte NO-Spiegel im Vergleich zu nicht-besiedelten Tieren bestimmt werden ($p<0{,}05$ vs. SPF-Kontrollen). Nach Rekolonisierung mit *E. coli* oder Darminhalt von Tieren mit Ileitis waren die NO-Werte vergleichbar mit denen SPF-besiedelter, infizierter Tiere, aber signifikant höher im Vergleich zu den gnotobiotischen Kontrollen (Abb. 37).

Gnotobiotische Mäuse und Tiere, die mit *L. johnsonii*, *Bacteroides* spp., *Bacteroides/Prevotella* spp. oder *E. coli* rekolonisiert waren, zeigten untereinander keine signifikanten

Unterschiede hinsichtlich der IFN-γ-Werte. Eine Kolonisierung mit Darminhalt von Tieren mit Ileitis resultierte jedoch in einem signifikanten Anstieg gegenüber den anderen Gruppen und war vergleichbar mit den bei den SPF-Kontrollen gemessenen Werten (Abb. 37).

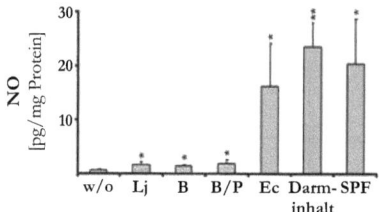
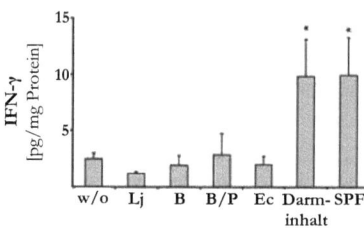

Abbildung 37: Darstellung der NO- und IFN-γ-Werte im Überstand von Ileum-Organkulturen von gnotobiotischen Tieren ohne Kolonisierung (w/o), nach Kolonisierung mit: *L. johnsonii* (Lj), *Bacteroides* spp. (B), *Bacteroides/Prevotella* spp. (B/P), *E. coli* (Ec) oder Darminhalt von Tieren mit Ileitis. SPF-Tiere als Kontrolle. Angegeben sind Mittelwerte mit Standardabweichung (n=5 pro Gruppe; *: $p<0,05$; **: $p<0,01$ im Vergleich zu nicht-kolonisierten gnotobiotischen Tieren). Daten in Kooperation mit Julia Niebergall (med. Dissertationsschrift).

3.5.6 Bakterielle Translokation nach Rekolonisation *T. gondii*-infizierter Gnotobioten

Mittels Anreicherungs- und Kultivierungsmethoden von mesenterialen Lymphknoten (MLN), Milz und Vollblutproben sollte erfasst werden, ob es im Laufe der Infektion mit *T. gondii* zu einer Translokation von Bakterien des Gastrointestinaltraktes in sekundäre Immunorgane oder zu einer Bakteriämie kommt, was möglicherweise das Sterben der Tiere begünstigte.

Vor allem gramnegative Bakterien (*E. coli* und *Bacteroides/Prevotella* spp.), aber auch Enterokokken, fanden sich in mesenterialen Lymphknoten bzw. Milzen entsprechend kolonisierter Tiere wieder (Tab. 19). So konnte bei sämtlichen SPF-Kontrolltieren an Tag 8 p.i. *E. coli* in den MLNs angezüchtet werden; bei den gnotobiotischen Tieren, die mit Ileitis-Darminhalt bzw. *E. coli* kolonisiert worden waren, waren *E coli* bei 75 bzw. 80% der Tiere nachzuweisen. In den Milzen konnten bei der Hälfte der SPF-Kontrollen und der mit Ileitis-Darminhalt rekolonisierten Tiere *E. coli* nachgewiesen werden. Enterokokken konnten bei 50% der SPF-Kontrollen in den mesenterialen Lymphknoten und bei 75% bzw. 25% der Tiere, die mit ilealem Darminhalt rekolonisiert worden waren, in MLN bzw. Milz gefunden werden. *Bacteroides/Prevotella* spp. waren nur vereinzelt in den MLN bzw. der Milz von Gnotobioten zu finden, die mit *Bacteroides/Prevotella* spp. oder ilealem Darminhalt rekolonisiert worden waren (Tab. 12). Eine Bakteriämie oder Sepsis konnte in keiner der Gruppen festgestellt werden.

Tabelle 12: Translokation gramnegativer Spezies in sekundäre lymphatische Organe bei mit ilealem Darminhalt von Mäusen mit Ileitis rekolonisierten Tieren. Gezeigt ist im Tabellenkopf der entsprechende Kolonisationsstatus zuvor sterilisierter C57BL/6-Mäuse, die peroral mit *T. gondii* infiziert wurden. An Tag 8 p.i. wurden die entsprechenden Organe entnommen und mikrobiologisch aufgearbeitet – die nachgewiesenen Bakterienspezies und die dazugehörigen Organe sind links gezeigt. Angegeben ist dann in Prozent [%], bei wie vielen Tieren pro Gruppe (jeweils n=5) eine Translokation stattgefunden hatte. Keine Translokation ist durch eine leere Menge [Ø] gekennzeichnet.

		SPF-Kontrollen	ilealer Darminhalt	*E. coli*	*Bact./Prev.* spp.	*L. johnsonii*	keimfreie Kontrollen
E. coli	MLN	100%	75%	80%	( )	( )	( )
	Milz	50%	50%	( )	( )	( )	( )
	Blut	( )	( )	( )	( )	( )	( )
Enterokokken	MLN	50%	75%	( )	( )	( )	( )
	Milz	( )	25%	( )	( )	( )	( )
	Blut	( )	( )	( )	( )	( )	( )
Lactobacillus spp.	MLN	( )	( )	( )	( )	( )	( )
	Milz	( )	( )	( )	( )	( )	( )
	Blut	( )	( )	( )	( )	( )	( )
Bact./Prev. spp.	MLN	( )	25%	( )	40%	( )	( )
	Milz	( )	25%	( )	( )	( )	( )
	Blut	( )	( )	( )	( )	( )	( )
anaerobe grampositive Stb.	MLN	( )	( )	( )	( )	20%	( )
	Milz	( )	( )	( )	( )	20%	( )
	Blut	( )	( )	( )	( )	( )	( )

3.6 Antibiotische Behandlung der DSS-Kolitis

Wir verfolgten mit der Wahl eines weiteren Tier-Modells für eine akute intestinale Inflammation anderer Lokalisation im Gastrointestinaltrakt (Colon) sowie mit anderer zugrundeliegender Immunpathogenese (DSS-Induktion) das Ziel, modellspezifische Faktoren auszuschalten und zu ermitteln, ob die oben gefundenen Effekte modellungebunden auftreten. Die DSS-Colitis wurde durch perorale Gabe von 3-4% DSS im Trinkwasser ab Tag 0 über 6-8 Tage induziert und zeitgleich die perorale antibiotische, prophylaktische Gabe von Ciprofloxacin, Metronidazol und Polymyxin B begonnen.

3.6.1 Klinischer „Score" nach antibiotischer Behandlung der DSS-Colitis

Während des gesamten Behandlungsverlaufes wurden täglich klinische Parameter zur Beurteilung des Zustandes der Tiere erhoben. Hierzu zählten die Bestimmung des Körpergewichtes, die Beurteilung der Stuhlkonsistenz sowie ein Haemoccult®-Test.

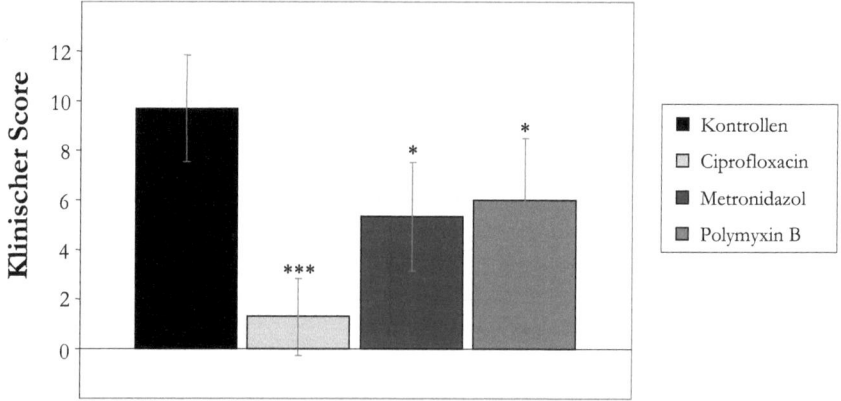

Abbildung 38: Reduktion des klinischen Schweregrades der DSS-induzierten Colitis bei C57BL/6-Mäusen mit antibiotischer Behandlung. Dargestellt ist der klinische „Score" von SPF-Mäusen ohne Behandlung (n=10) und von Mäusen mit Behandlung durch Ciprofloxacin (n=10), Metronidazol (n=6) oder Polymyxin B (n=6) nach 7-tägiger DSS-Behandlung. Die Daten sind für mindestens 2 unabhängige Experimente repräsentativ. *: $p<0{,}05$; ***: $p<0{,}001$ verglichen mit unbehandelten Kontrollmäusen.

Nach 6-7 Tagen DSS-Behandlung zeigten die nicht antibiotisch behandelten SPF-Kontrollmäuse an Tag 8-9 post inductionem einen stark reduzierten klinischen Zustand, was in einem „Score" von 9,7 ± 2,1 erkennbar war und einem Gewichtsverlust von ca. 20%, meist positivem Haemoccult®-Test sowie weichem bis wässrigem Stuhl entsprach (Abb. 38). Durch die antibiotische Behandlung konnte der klinische Schweregrad signifikant reduziert werden. So zeigten die Ciprofloxacin-behandelten Tiere einen klinischen „Score" von 1,3 ± 1,6, was im Mittel nahezu den Werten nicht behandelter Tiere entsprach und mit $p<0,01$ im Vergleich zu den Kontroll-Mäusen hochsignifikant war (Abb. 38). Auch die Therapie mit Metronidazol oder Polymyxin B konnte den klinischen Zustand der Tiere verbessern (Metronidazol: 5,3 ± 2,2; Polymyxin B: 6,0 ± 2,5; jeweils $p<0,05$ im Vergleich zu den Kontrolltieren; Abb. 38).

3.6.2 Histopathologie nach antibiotischer Behandlung der DSS-Colitis

Bei der histopathologischen Untersuchung des Colons konnte gezeigt werden, dass auch in diesem akuten Darmentzündungsmodell der Schweregrad der Histopathologie durch antibiotische Behandlung verringert werden kann. Somit zeigten die Kontrolltiere

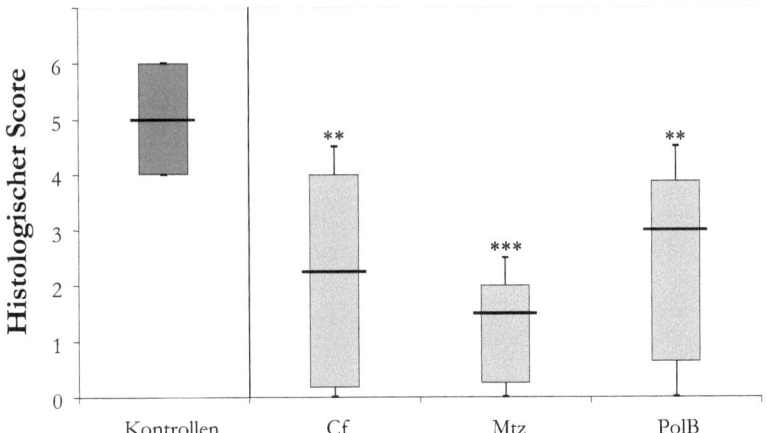

Abbildung 39: Histopathologische Veränderungen bei C57BL/6-Mäusen mit antibiotischer Behandlung und DSS-induzierter Colitis. Dargestellt ist der histologische „Score" als Boxplots von SPF-Mäusen ohne Behandlung (n=10) und von Mäusen mit Ciprofloxacin- (n=10), Metronidazol- (n=6) oder Polymyxin B-Behandlung (n=6) nach 7-tägiger DSS-Gabe. Die Daten sind für mindestens 2 unabhängige Experimente repräsentativ. **: $p<0,01$; ***: $p<0,001$ verglichen mit den unbehandelten Kontrollmäusen.

ohne antibiotische Behandlung an Tag 8 post inductionem (p.ind.) zu großen Teilen schwere entzündliche Veränderungen im Colon, was sich im Median in einem histologischen „Score" von 5,0 ± 0,9 darstellte (Abb. 39).

Im Gegensatz dazu bewirkte die antibiotische Therapie – gleich, ob mit Ciprofloxacin, Metronidazol oder Polymyxin B – eine signifikante Reduktion des histologischen „Scores" mit allenfalls gering- bis mäßiggradigen Entzündungszeichen. So ergab die Behandlung mit Ciprofloxacin im Median einen histologischen „Score" von 2,3 ± 1,8 ($p<0,01$ vs. PBS-Behandlung). Ebenso konnte durch die Therapie mit Metronidazol mit einem „Score" von 1,5 ± 1,0 eine hochsignifikante Verbesserung des histologischen Zustands erreicht werden ($p<0,01$ vs. PBS-Behandlung). Auch die Behandlung mit Polymyxin B führte zu einer deutlich signifikanten Reduktion des „Scores" auf einen Wert von 3,0 ± 1,8 im Median ($p<0,01$ vs. PBS-Behandlung).

3.6.3 Florenanalyse im Colon von Mäusen mit DSS-Colitis

Die detaillierte kulturelle Florenanalyse des luminalen Colon-Inhaltes ergab ähnliche Verschiebungen und Florenmuster wie in den vorhergehenden Analysen aus ilealem Darminhalt *T. gondii*-infizierter Tiere, die sich jedoch quantitativ deutlich unterschieden (Abb. 40). So zeigten Mäuse mit DSS-Colitis im Vergleich mit nicht infizierten Mäusen an Tag 8 p.ind. eine Zunahme der Gesamtbakterienlast von $1,7 ± 1,2 \times 10^8$ KBE/g Stuhl auf $3,5 ± 3,7 \times 10^9$ KBE/g Stuhl im Colon ($p<0,01$). Es kam im Mittel zu einem signifikanten Anstieg der aeroben gramnegativen Stäbchen (*E. coli*; $p<0,01$ im Vergleich zu nicht infizierten Tieren) um ca. 6 und der grampositiven Kokken (Enterokokken; $p<0,01$ im Vergleich zu nicht infizierten Tieren) um ca. 2-3 logarithmische Stufen. Grampositive Stäbchen (vornehmlich *Lactobacillus* spp., *Clostridium/Eubacterium* spp.) waren im entzündeten Colon im Gegensatz zu den nicht infizierten Tieren weder aerob ($p<0,01$) noch anaerob ($p<0,05$) nachweisbar. Anaerobe gramnegative Stäbchen (*Bacteroides/Prevotella* spp.) stiegen dahingegen von einem Wert unterhalb der Nachweisgrenze im Verlauf der Colitis im Mittel auf $1,2 ± 1,4 \times 10^9$ KBE/g Stuhl an ($p<0,01$ vs. PBS-Behandlung). Somit zeigte sich auch bei der Colitis eine ausgeprägte Florenverschiebung im Verlauf der Entzündung, sowohl qualitativ von einer breitgefächerten Zusammensetzung mit Dominanz grampositiver Spezies hin zu einem Verlust der bakteriellen Diversität, als auch quantitativ mit einer Dominanz der gramnegativen Flora (*E. coli* und *Bacteroides/Prevotella* spp.).

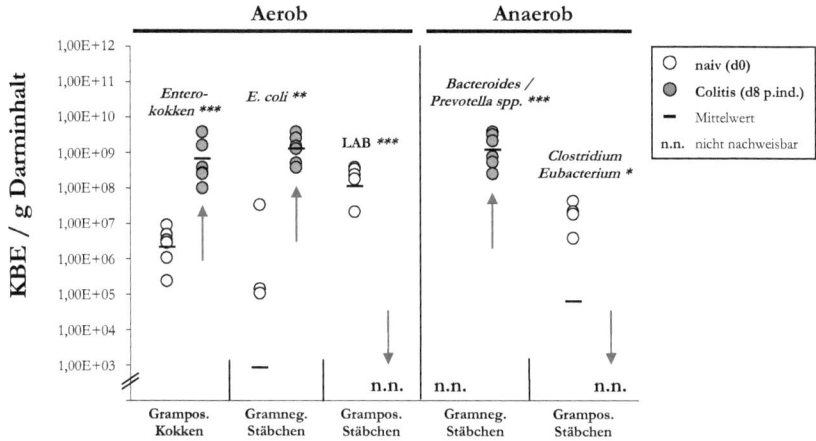

Abbildung 40: Dominanz gramnegativer Bakterien im Colon von Mäusen mit DSS-Colitis.
Dargestellt sind die Unterschiede in der bakteriellen Flora des Colons naiver C57BL/6-Mäuse ohne Colitis und C57BL/6-Mäuse mit DSS-induzierter Colitis an Tag 8 p.ind.. Die Anzahl der gezeigten Kolonie-bildenden Einheiten pro Gramm Darminhalt (KBE/g Darminhalt) wurden durch Kultivierung ermittelt. Die einzelnen Spezies (*E. coli*, „lactic acid bacteria" [LAB, hauptsächlich Lactobacillen], *Bacteroides/Prevotella* spp., Enterokokken und *Clostridium/Eubacterium* spp.) wurden durch biochemische Analyse bestimmt. Die Ergebnisse sind für mindestens 3 Experimente repräsentativ und pro Gruppe war n=6. *: $p<0{,}05$, **: $p<0{,}01$, ***: $p<0{,}001$ verglichen mit der Bakterienmenge im terminalen Ileum nicht-infizierter Mäuse.

Durch die Behandlung mit Ciprofloxacin konnte eine dem Wirkspektrum entsprechende Veränderung der Flora erreicht werden (Abb. 41A). So wurden gramnegative Spezies (*E. coli* und *Bacteroides/Prevotella* spp.) sowie Enterokokken komplett eradiziert (jeweils $p<0{,}01$ vs. PBS-Behandlung). Im Gegensatz dazu stiegen aerobe bzw. anaerobe grampositive Stäbchen von unterhalb der Nachweisgrenze auf $0{,}9 \pm 1{,}4 \times 10^8$ ($p<0{,}01$ vs. PBS-Behandlung) bzw. $0{,}2 \pm 1{,}6 \times 10^8$ KBE/g Stuhl ($p<0{,}01$ vs. PBS-Behandlung) an.

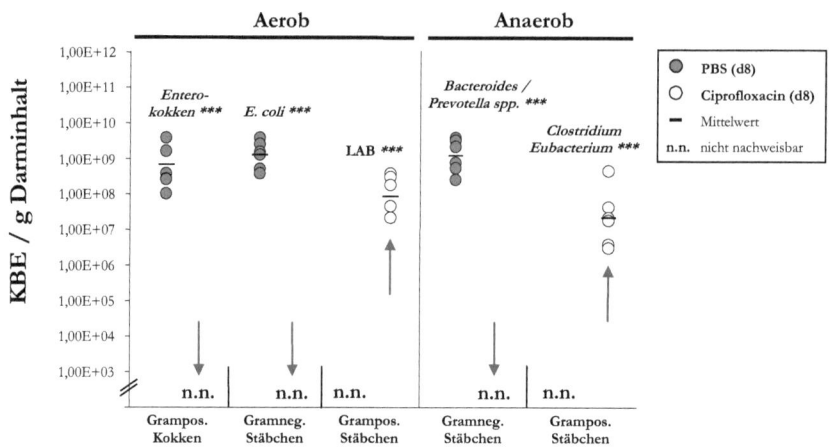

Abbildung 41A(-C): Selektive Reduktion der Darmflora bei C57BL/6-Mäusen mit DSS-Colitis entsprechend der Wirkspektren der verwendeten Antibiotika.
Dargestellt sind die Unterschiede in der bakteriellen Flora des Colons mit Ciprofloxacin (**A**), Metronidazol (**B**) oder Polymyxin B behandelter C57BL/6-Mäuse (**C**) und PBS-behandelter Kontroll-Mäuse mit DSS-induzierter Colitis an Tag 8 p.ind. (**A-C**). Die Anzahl der gezeigten Kolonie-bildenden Einheiten pro Gramm Darminhalt (KBE/g Darminhalt) wurden durch Kultivierung ermittelt. Die einzelnen Spezies (*E. coli*, „lactic acid bacteria" [LAB, hauptsächlich Lactobacillen], *Bacteroides/Prevotella* spp., Enterokokken und *Clostridium/Eubacterium* spp.) wurden durch biochemische Analyse bestimmt. Die Ergebnisse sind für mindestens 3 Experimente repräsentativ und pro Gruppe war n=6. ***: $p<0,001$ verglichen mit der Bakterienmenge im Colon PBS-behandelter Mäuse.

Unter der Metronidazol-Behandlung blieb die Zahl von *E. coli* und Enterokokken erwartungsgemäß nahezu unbeeinflusst (Abb. 41B). Die deutlichsten Veränderungen ergaben sich bei den aeroben (bei 5 von 6 Tieren) und anaeroben (bei 3 von 6 Tieren) grampositiven Stäbchen, die nach Antibiotika-Therapie im Gegensatz zu den PBS-behandelten Tieren nachzuweisen waren. Die Gruppe der *Bacteroides/Prevotella* spp. wurde komplett eradiziert ($p<0,01$ vs. PBS-Behandlung). Insofern konnte durch die Behandlung mit Metronidazol keine signifikante Reduktion der gesamten anaeroben Bakterienlast erreicht werden, jedoch wurden die anaeroben gramnegativen Stäbchen (*Bacteroides/Prevotella* spp.) signifikant reduziert, wohingegen grampositive Stäbchen – sowohl im aeroben als auch im anaeroben Bereich – signifikant höher lagen als bei den unbehandelten Kontrollen. Zudem zeigten mit Metronidazol behandelte Tiere einen signifikant besseren klinischen „Score" sowie eine ebenso signifikant geringer ausgeprägte Histopathologie im Vergleich zu den PBS-Behandlung-behandelten Kontrolltieren.

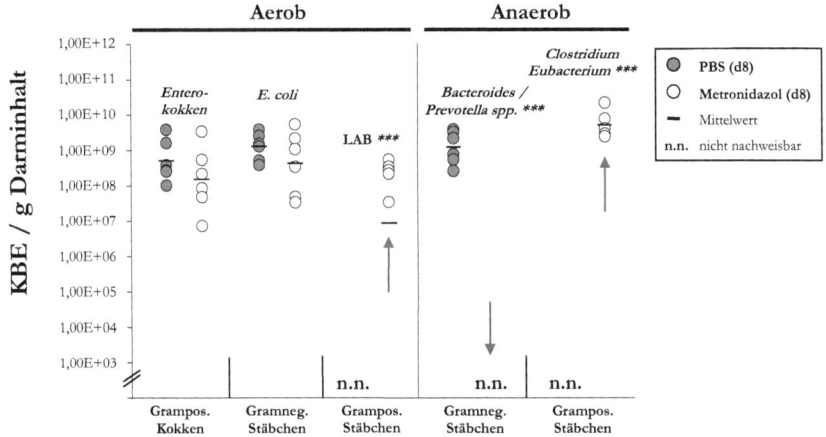

Abbildung 41B: Selektive Reduktion der Darmflora bei C57BL/6-Mäusen mit DSS-Colitis entsprechend der Wirkspektren der verwendeten Antibiotika.
Dargestellt sind die Unterschiede in der bakteriellen Flora des Colons mit Metronidazol behandelter C57BL/6-Mäuse und PBS-behandelter Kontroll-Mäuse mit DSS-Colitis an Tag 8 p.ind.. Die Anzahl der gezeigten Kolonie-bildenden Einheiten pro Gramm Darminhalt (KBE/g Darminhalt) wurden durch Kultivierung ermittelt. Die einzelnen Spezies (*E. coli*, „lactic acid bacteria" [LAB, hauptsächlich Lactobacillen], *Bacteroides/Prevotella* spp., Enterokokken und *Clostridium/Eubacterium* spp.) wurden durch biochemische Analyse bestimmt. Die Ergebnisse sind für mindestens 3 Experimente repräsentativ und pro Gruppe war n=6. *: $p<0,05$; ***: $p<0,001$ verglichen mit der Bakterienmenge im Colon PBS-behandelter Mäuse.

Schließlich ergab die Therapie mit Polymyxin B eine dem erwarteten Wirkspektrum entsprechende und nahezu selektive Reduktion der aeroben gramnegativen Stäbchen (*E. coli*) mit einem Signifikanzniveau von $p<0,01$ (vs. PBS-Behandlung; Abb. 41C). Im Gegensatz dazu stieg die Gruppe der LAB von unterhalb der Nachweisgrenze auf 1,5 ± 9,6 × 10^8 KBE/g Stuhl ($p<0,01$ vs. PBS-Behandlung).

Bei den anaeroben gramnegativen Stäbchen zeigte sich kein signifikanter Unterschied im Vergleich zu den PBS-behandelten Kontrollen, was jedoch durch eine hohe Standardabweichung begünstigt wurde, denn ein positiver Nachweis ergab sich nur bei 4 von 6 Tieren (Mittelwert 0,0006 ± 2,4 × 10^9 KBE/g Stuhl). *Clostridium/Eubacterium* spp. wurden bei 4 von

6 Polymyxin B-behandelten Tieren (0,003 ± 7,6 × 10^8 KBE/g Stuhl; $p<0,05$ vs. PBS-Behandlung) nachgewiesen.

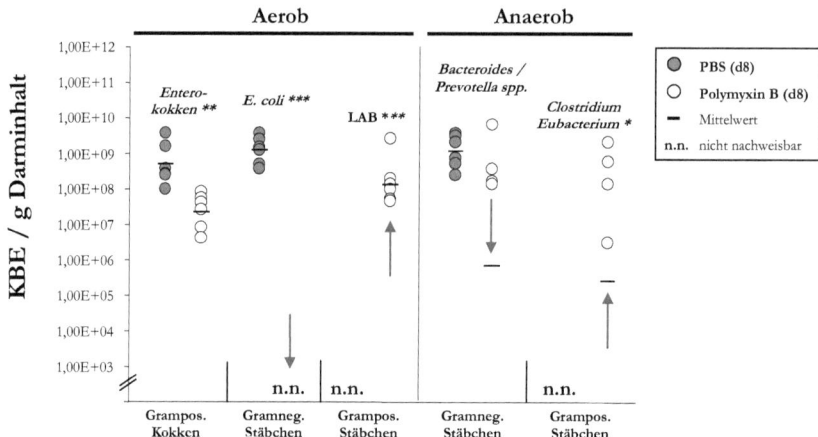

Abbildung 41C: Selektive Reduktion der Darmflora bei C57BL/6-Mäusen mit DSS-Colitis entsprechend der Wirkspektren der verwendeten Antibiotika.
Dargestellt sind die Unterschiede in der bakteriellen Flora des Colons mit Polymyxin B behandelter C57BL/6-Mäuse und PBS-behandelter Kontroll-Mäuse mit DSS-Colitis an Tag 8 p.ind.. Die Anzahl der gezeigten Kolonie-bildenden Einheiten pro Gramm Darminhalt (KBE/g Darminhalt) wurden durch Kultivierung ermittelt. Die einzelnen Spezies (*E. coli*, „lactic acid bacteria" [LAB, hauptsächlich Lactobacillen], *Bacteroides/Prevotella* spp., Enterokokken und *Clostridium/Eubacterium* spp.) wurden durch biochemische Analyse bestimmt. Die Ergebnisse sind für mindestens 3 Experimente repräsentativ und pro Gruppe war n=6. *: $p<0,05$; **: $p<0,01$; ***: $p<0,001$ verglichen mit der Bakterienmenge im Colon PBS-behandelter Mäuse.

4 Diskussion

4.1 Einführung

Mit der Entdeckung, dass die physiologische Darmflora intestinale Entzündungsprozesse triggert, werden immunpathologische Prozesse von chronisch-entzündlichen Darmerkrankungen um ein Vielfaches besser verstanden. Jedoch sind kaum verlässliche Daten hinsichtlich der Darmbakterien aus Tiermodellen für entzündliche Darmerkrankungen vorhanden, was zu großen Teilen an der Komplexität des gastrointestinalen Ökosystems (Eckburg *et al.* 2005) und den begrenzten Möglichkeiten kultureller Anzucht (Berg 1996) liegt. So sind nur ungefähr 20-30% der in der Darmflora vorkommenden Spezies mikrobiologisch kultivierbar. Hinzu kommt, dass es nur sehr wenige Tiermodelle für entzündliche Darmerkrankungen gibt, die die Analyse pathologischer Veränderungen im Dünndarm (Hauptmanifestationsort des M. Crohn) erlauben. Für Untersuchungen von Wirt-Bakterien-Interaktionen im Darm sowie für die Entwicklung neuer Behandlungsstrategien, die auf der Modulation der Darmflora basieren, ist eine detaillierte Kenntnis über die Veränderungen der Florenzusammensetzung während der Entzündung erforderlich.

4.2 Untersuchungen im Modell der *T. gondii*-induzierten Ileitis

4.2.1 Vorzüge und Eigenschaften des Modells

Die Vorzüge der *T. gondii*-induzierten Dünndarmentzündung liegen in der über viele Versuchsreihen hinweg nachgewiesenen Reproduzierbarkeit der terminalen Ileitis und der damit verbundenen immunpathologischen Veränderungen sowie der kurzen Dauer bis zur Ausbildung des Vollbildes der pathologischen Veränderungen. Ab Tag sechs p.i. sind infektionsbedingte Veränderungen im Darm – histopathologisch und hinsichtlich von Darmfloraveränderungen – erkennbar, wobei die Tiere an Tag acht bis neun p.i. versterben. Beim Samp/Yit(Fc)-Mausmodell, einem spontanen, genetischen und nicht induzierbarem Modell treten pathologische Veränderungen dagegen erst nach Wochen auf (Kosiewicz *et al.* 2001; Bamias *et al.* 2002). Aufgrund der experimentellen Reproduzierbarkeit, der klar beschriebenen entzündungsbedingten Veränderungen der Darmflora und der klinischen Parameter ist die *T. gondii*-induzierte Ileitis als ein wertvolles Darmentzündungsmodell für die Analyse pathogenetischer Faktoren und die Erprobung therapeutischer Ansätze, z.b. durch Modulation der Darmflora über Probiotika oder Prebiotika und/oder die Anwendung von TLR4-Antagonisten, anzusehen. Es existieren nur wenige Tiermodelle, in denen eine Dünndarmentzündung beschrieben wird (Pizarro & Arseneau 2003, Elson *et al.* 2005). Bisherge Modelle, z.B. die Entwicklung einer spontanen Dünndarmentzündung bei der Samp/Yit(Fc)-Maus, konnten zwar belegen, dass sich im Vergleich zur gnotobiotischen Kontrollgruppe ausschließlich bei den mit SPF-Flora rekolonisierten Samp/Yit-Mäusen eine Dünndarmentzündung entwickelte (Kosiewicz *et al.* 2001) bzw., dass die Behandlung mit Ciprofloxacin/Metronidazol eine Abschwächung der Immunreaktion herbeiführte (Bamias *et al.* 2002), jedoch ist eine grundlegende Analyse der Darmflora bei diesem Modell nicht beschrieben, obwohl der essentielle Beitrag bestimmter Bakterienguppen der kommensalen Flora zur Induktion einer inflammatorischen Reaktion bei Tiermodellen zur Darmentzündung bekannt ist (Rath *et al.* 1996; Dianda *et al.* 1997; Sartor 1997; Sellon et el. 1998; Onderdonk *et al.* 1998; Hans *et al.* 2000a; Waidmann *et al.* 2003; Schuppler *et al.* 2004; Schultz *et al.* 1999; Lucke *et al.* 2006). Auch die Abmilderung der Darmentzündung durch die Gabe von probiotisch wirksamen Bakterien oder bakteriellen Produkten wurde in neuesten Arbeiten beschrieben (Madsen 2001, 2006; Gionchetti *et al.* 2000; Floch *et al.* 2006; Ewaschuk *et al.* 2006; Ewaschuk & Dieleman 2006; Rioux *et al.* 2005; Rioux & Fedorak 2006; Bibiloni *et al.* 2005). In dem in dieser Arbeit beschriebenen *T. gondii*-induzierten Dünndarmentzündungsmodell wurde daher eine umfassende Analyse der Darmflora durchgeführt und die Auswirkung einzelner kommensaler Bakterienspezies auf die Induktion der Immunpathologie im Ileum untersucht.

4.2.2 Einfluss der Darmflora im *T. gondii*-induzierten Ileitis-Modell

Die Analyse der Veränderung der Darmflora im Modell der *T. gondii*-induzierten Ileitis ergab, dass die Dünndarmentzündung nach *T. gondii*-Infektion reproduzierbar von einem drastischen Verlust bakterieller Diversität sowie einem isolierten Anstieg sowohl aerober als auch anaerober gramnegativer Bakterien begleitet wird. Wenn die Entzündung im Ileum sich auszubilden beginnt, wird die komplexe Flora von gramnegativen Spezies, wie *E. coli* und *Bacteroides/Prevotella* spp., verdrängt. Diese überwuchern ab Tag 5 p.i. das Darmlumen und sind während des Entzündungsprozesses die dominierenden Spezies. Andere Bakteriengruppen wie z.b. anaerobe grampositive Stäbchen waren im entzündeten Dünndarm im Vergleich zum gesunden Zustand kaum noch nachweisbar.

Die Kombination aus molekular- und mikrobiologischen Techniken erlaubte eine vergleichende Analyse der Darmflora nicht infizierter und infizierter Mäuse. Die Zusammensetzung der Darmflora im Ileum nicht infizierter Tiere entsprach in etwa früheren Untersuchungen (Dewhirst *et al.* 1999; Salzman *et al.* 2002).

Bei Morbus Crohn- und Colitis ulcerosa-Patienten wurde über eine Reduktion der bakteriellen Diversität in entzündeten Darmabschnitten berichtet (Ott *et al.* 2004) und gramnegative Bakterien wurden bei M. Crohn-Patienten vermehrt gefunden (Masseret *et al.* 2001; Seksik *et al.* 2003; Darfeuille-Michaud *et al.* 2004; Martin *et al.* 2004; Barnich *et al.* 2003). Eine Überwucherung des Ileums mit Enterobakterien wurde auch nach Leberresektion, bei Portalvenenobstruktion, bei längerer parenteraler Ernährung und bei reduzierter Darmmotilität beschrieben (Tarpila *et al.* 1993; Wang *et al.* 1994; Leveau *et al.* 1996; Kayama *et al.* 2000; Husebye 2005). Dies weist ebenfalls darauf hin, dass das Überwachsen mit bestimmten Bakterien-Populationen am ehesten als Folge einer gestörten Dünndarmphysiologie zu werten ist. Jedoch wurde in Tiermodellen für Entzündungen im Dünndarm das inflammatorische Potential der physiologischen Flora bisher noch nicht detailliert untersucht.

Klinische Studien bei Patienten mit CED haben ebenfalls ein Überwuchern des Dünndarms mit gramnegativen Bakterien gezeigt (Swidsinski *et al.* 2005; Masseret *et al.* 2001; Seksik *et al.* 2003; Darfeuille-Michaud *et al.* 2004; Martin *et al.* 2004; Barnich *et al.* 2003), was einer gestörten Darmmotilität und damit einer verzögerten Darmpassage (*engl.* failure of intestinal clearance functions, impaired bowel motility; Husebye 2005) zugeschrieben wurde. Entzündungen des Darms schädigen die Mucosa bzw. beeinträchtigen deren Funktion (MacDonald *et al.* 2000), wodurch es zu einer gestörten Resorption im Darm kommt. Dies erhöht die Verfügbarkeit von Kohlenstofflieferanten (Glucose) im Lumen, was das bakterielle Wachstum bestimmter Spezies begünstigt. Dies sind hervorragende Voraussetzungen für das schnelle Wachstum von *E. coli*, denn *Enterobacteriaceae* zeichnen sich durch hoch entwickelte und effiziente Eigenschaften zur Zucker-Fermentation und sehr hohe Teilungsraten aus, die andere kommensale Spezies nicht aufweisen. Zudem ist *E. coli* in der Lage, direkt und indirekt eine erhöhte Expression von CEACAM6[1] durch intestinale Epithelzellen zu induzieren (Barnich *et al.* 2007). Dieser Rezeptor erleichtert die Adhärenz und Invasion von *E. coli*, was dieser Spezies einen weiteren Vorteil im Rahmen der Entzündung verschafft.

Dies unterstreicht, dass die Überwucherung des Dünndarms eher ein allgemeines Charakteristikum entzündlicher Darmerkrankungen ist, als ein spezifisches Phänomen der *T. gondii*-Ileitis bzw. der DSS-induzierten Colitis.

4.2.2.1 Einfluss antibiotischer Florenreduktion auf die Immunpathologie

Die Beobachtung, dass insbesondere gramnegative Bakterien an der Entzündungsinduktion beteiligt zu sein scheinen, führte zu der Hypothese, dass eine spezifische antibiotische Reduktion entsprechender Bakterien den Grad der Immunpathologie verringern könnte. Unter Berücksichtigung des Wirkspektrums der angewandten Antibiotika konnten indirekt Rückschlüsse auf Bakterien gezogen werden, welche im Entzündungsprozeß eine Rolle spielen.

Die Behandlung mit einer Kombination aus Ciprofloxacin plus Metronidazol führte dabei zu einer fast vollständigen Eradikation von *E. coli* und *Bacteroides/Prevotella* spp., was von einer höheren Überlebensrate der behandelten Tiere, niedrigeren IFN-γ- und NO-Spiegeln im entzündeten Gewebe, einer abgemilderten Histopathologie im Ileum, einer Reduktion des Gewichtsverlustes und einer geringer ausgeprägten Dünndarmverkürzung begleitet war. Eine prophylaktische Gabe von Ciprofloxacin plus Metronidazol mit Beginn fünf Tage vor der *T. gondii*-Infektion war dabei effektiver als eine therapeutische Intervention ab Tag 5 nach bereits etablierter Ileitis.

Der Schutz vor bzw. die Abmilderung der Ileitis durch antibiotische Behandlung zeigte, dass *E. coli* und *Bacteroides/Prevotella* spp. den immunpathologischen Schweregrad dieser akuten murinen Ileitis verstärken können. Außerdem lässt sich aus den Ergebnissen schlie-

---

[1] *(engl.)* Carcinoembryonic antigen-related cell adhesion molecule 6 (auch bekannt als: CD66c)

ßen, dass die erniedrigten Werte für IFN-γ und NO in antibiotisch behandelten Tieren, die damit assoziierte verbesserte Histopathologie sowie der Überlebensvorteil als Folge der Eradikation der gramnegativen Flora zu werten sein könnte, da IFN-γ (Sanchez-Munoz et al. 2008) und NO (Romagnani et al. 1997) als Marker einer TH1-vermittelten Immunantwort gelten und an der Ausprägung des entzündlichen Gewebeschadens ursächlich mitbeteiligt sind.

Eine Überwucherung mit E. coli konnte auch bei der experimentellen Colitis (Schuppler et al. 2004; Onderdonk et al. 1998) gezeigt werden, wohingegen die Bacteroides/Prevotella spp. in diesen Modellen unbeeinflusst blieben. Dies könnte bedeuten, dass die erhöhten Bacteroides/Prevotella spp.-Lasten ein spezifisches Merkmal von Dünndarmentzündungen sind. Der hypothetische Mechanismus liegt in einem retrograden Einwandern der v.a. im Colon angesiedelten obligat anaeroben gramnegativen Spezies über eine durch die Ileitis terminalis insuffizient gewordene Valva ileocaecalis. Das proinflammatorische Potential von E. coli und Bacteroides/Prevotella spp. in Colitis-Modellen wurde auch von anderen Autoren bei der Monokolonisierung keimfreier Mäuse mit besagten Spezies berichtet (Waidmann et al. 2003; Rath et al. 1999a+b, et al. 2001). Weiterhin konnte der Einfluss gramnegativer Bakterien auf den Schweregrad der Entzündung indirekt durch die erfolgreiche antibiotische Behandlung der Colitis bei IL10$^{-/-}$-Mäusen gezeigt werden (Madsen et al. 2000; Hoentjen et al. 2003).

Es kann jedoch nicht ausgeschlossen werden, dass sich mögliche immunmodulatorische Effekte der Antibiotika (z.B. Fluorchinolone wie Ciprofloxacin; Eriksson et al. 2003) bei der Behandlung der T. gondii-induzierten Ileitis günstig auf die Immunpathologie auswirkten. So konnte Kolios et al. zeigen, dass Ciprofloxacin signifikant die durch proinflammatorische Zytokine (TNF-α, IFN-γ) induzierte NO-Produktion im Darm reduzieren kann (Kolios et al. 2006). Auch konnten Fluorchinolone in vitro durch Abschwächung der Zytokinantwort Einfluss auf die zelluläre und humorale Immunantwort nehmen (Dalhoff & Shalit 2003). Somit scheint das durch die Ciprofloxacin-Behandlung erreichte Benefit T. gondii-infizierter Tiere nicht ausschließlich auf der Reduktion der gramnegativen Flora zu beruhen.

Die Abmilderung der *T. gondii*-Ileitis durch den Einsatz von gramnegative Spezieseradizierenden Antibiotika zeigte den Einfluss spezifischer intestinaler Bakterien auf die Ausprägung der Immunpathologie. Dieser Befund steht in Einklang mit der von Strober *et al.* beschriebenen Verringerung der Ileitis-Entwicklung bei SAMP1/Yit(Fc)-Mäusen durch antibiotische Behandlung (Strober *et al.* 2001; Kosiewicz *et al.* 2001; Olson *et al.* 2004; Bamias *et al.* 2002) sowie der Akkumulation von *E. coli* und *Bacteroides* spp. bei der experimentellen Colitis (Schuppler *et al.* 2004; Onderdonk *et al.* 1998) bzw. bei Patienten mit CED (Swidsinski *et al.* 2005). Schon früher konnte für beide Bakteriengruppen ein colitogenes Potential festgestellt werden (Rath *et al.* 1996, *et al.* 1999a+b, *et al.* 2001; Waidmann *et al.* 2003) und der Beitrag gramnegativer Bakterien zur Ausprägung der intestinalen Entzündung konnte durch erfolgreiche Antibiotikabehandlung sowohl bei der experimentellen Colitis als auch bei chronisch-entzündlichen Darmerkrankungen beim Menschen (Madsen *et al.* 2000; Greenbloom *et al.* 1998; Hoentjen *et al.* 2003) gezeigt werden, jedoch wurden die beteiligten Bakterienspezies bisher nicht identifiziert (Bamias *et al.* 2002, Chichlowski *et al.* 2008).

Die vorliegende Arbeit konnte zeigen, dass die Dünndarmlängenverkürzung in situ ein einfach zu erhebender, sensitiver Marker für die Ausprägung der Dünndarmentzündung ist. Mäuse mit schwerer Ileitis verloren bis zu 20% ihrer Dünndarmlänge, während z.B. antibiotisch behandelte Tiere mit weniger Darmpathologie eine geringere Verkürzung als die nichtbehandelten Tiere aufwiesen. Somit war eine reduzierte Dünndarmlängenverkürzung direkt mit einer geringer ausgeprägten Histopathologie assoziiert. Verantwortlich für diese Verkürzung sind vermutlich fibrosierende Prozesse, die im Zuge der Entzündung zu einer Restriktion des Darms führen. In Colitis-Modellen erwies sich die Darmverkürzung bereits als ein valider Parameter zur Graduierung der Immunpathologie (Araki *et al.* 2005, Ito *et al.* 2006) und scheint somit ein allgemeines Charakteristikum entzündlicher Darmerkrankungen denn modellspezifisch zu sein.

Zusammenfassend konnten durch die antibiotische Therapie der Ileitis nach peroraler Infektion mit *T. gondii* deutliche Effekte erzielt werden: Die Tiere überlebten länger bzw. überlebten die akute Phase der Infektion bis über den Beobachtungszeitraum von 21 Tagen hinaus, sie bildeten keine Nekrose im Ileum aus, verloren weniger Gewicht und wiesen eine geringere entzündliche Dünndarmverkürzung auf, als die PBS-behandelten Kontrolltiere. Hierbei konnten die Effekte sowohl mit prophylaktischer als auch mit therapeutischer Antibiotikagabe erreicht werden, wobei sich die prophylaktische Gabe als effizienter erwies.

Untersuchungen der vorliegenden Arbeit mit dem LPS-Fänger Polymyxin B zeigten, dass entsprechend behandelte Tiere eine geringere ileale Entzündung als PBS-behandelte Kontrolltiere aufwiesen. Polymyxin B hatte dabei vermutlich zwei Effekte: Zum einen die nachgewiesene selektive Eradikation von *E. coli* und zum anderen die Abschwächung des TLR4/LPS-vermittelten Signalweges durch Bindung des bakteriellen LPS. Damit konnte in Ergänzung zu den o. a. Ergebnissen gezeigt werden, dass die *T. gondii*-induzierte Dünndarmentzündung durch diesen Signalweg verstärkt wurde.

Bei TLR4$^{-/-}$-Mäusen konnte eine Reduktion der Immunpathologie nach *T. gondii*-Infektion gezeigt werden (Heimesaat *et al.* 2007a). In gnotobiotischen Mäusen wurde dahingegen durch die Behandlung mit gereinigtem *E. coli*-Lipid A eine Verschlechterung der intestinalen Histopathologie im *T. gondii*-Modell gezeigt (Heimesaat *et al.* 2007a), was auf eine essentielle Rolle von LPS in diesem Modell hindeutet. Hierzu wurden bereits genauere Untersuchungen durchgeführt, die jedoch nicht Thema diese Dissertation sein sollen.

Im Zuge der *T. gondii*-induzierten Immunpathologie konnte eine Translokation kommensaler gramnegativer Bakterien beobachtet werden. Der Nachweis von Bakterien im entzündeten subepithelialen Gewebe des Ileums durch „Fluorescence in-situ Hybridization"[1] (Daten nicht gezeigt) hatte bereits in Vorarbeiten bestätigt, dass die *T. gondii*-induzierte Ileitis von einem ausgeprägten Barrieredefekt des Darmepithels begleitet wird, der zur Translokation von Bakterien in subepitheliale Areale führt (Heimesaat *et al.* 2006). Der Nachweis lebender *E. coli* bzw. *Bacteroides/Prevotella* spp. durch Kultivierung in mehr als 80% (bzw. 25%) der mesenterialen Lymphknoten und in ca. 50% (bzw. ca. 25%) der Milzen von Mäusen mit

---

[1] Bei diesem Verfahren können „in situ" mittels fluorenszierender Sonden spezifische DNA-Sequenzen nachgewiesen werden. Diese künstlich hergestellten Sonden bestehen aus Nukleinsäuren und sind mit einem fluoreszierenden Stoff markiert. Sie binden dann über Basenpaarungen direkt an den entsprechenden DNA-Abschnitt, was als Hybridisierung bezeichnet wird, und machen diesen dann mikroskopisch sichtbar.

schwerer Ileitis deutet darauf hin, dass translozierende Darmbakterien die Gewebezerstörung und die Entzündung durch direkten Zellkontakt und Freisetzung von Immunmediatoren verstärken (Khan *et al.* 1997; Liesenfeld *et al.* 1999a, 1999b). Die Translokation von Enterobacteriaceae (wie z.B. *E. coli*) durch Überschreitung der epithelialen Barriere des Darms in sekundäre Lymphorgane wie mesenteriale Lymphknoten oder Milz, scheint einen nicht geringen Beitrag zur systemischen Immunantwort der Tiere zu leisten und den letalen Ausgang der Immunpathologie zu begünstigen.

Die bei der *T. gondii*-induzierten Ileitis beschriebenen histopathologischen Veränderungen während der Entzündung, die Sekretion des pro-inflammatorischen Zytokins IFN-γ, die Sekretion von NO, die nachgewiesene Translokation von Bakterien und der Anstieg von aktivierten $CD4^+$ T-Zellen (Heimesaat *et al.* 2006) bekräftigen, dass dieses Maus-Modell der zugrundeliegenden Ileumpathologie des M. Crohn beim Menschen im akuten Schub sehr stark ähnelt. Somit könnte die *T. gondii*-induzierte Ileitis als verlässliches System zu genaueren Untersuchungen dienen, durch welche Mechanismen die intestinale Flora die Dünndarmentzündung beeinflusst bzw. triggert. Desweiteren könnten klinische Optionen zur therapeutischen Modulation der Darmflora genauer untersucht werden.

4.2.2.2 Untersuchungen in gnotobiotischen Mäusen

Die Abmilderung der *T. gondii*-induzierten Ileitis durch die Reduktion der gramnegativen Bakterienlast nach antibiotischer Behandlung ließ einen Einfluss dieser Bakteriengruppen auf die Darmentzündung erkennen. Um den Beitrag einzelner Bakterienspezies im Detail zu untersuchen wurden gnotobiotische Mäuse verwendet.

Hier gibt es zwei verschiedene Möglichkeiten, diese Tiere zu generieren: Zum einen über die Gnotobiotechnik, d.h. die sterile operative Gewinnung der Mausembryonen mit anschließender Aufzucht im Isolator. Diese Tiere sind keimfrei und weisen gegenüber konventionellen SPF-Tieren aufgrund des Ausbleibens mikrobieller Aktivität physiologische und morphologische Besonderheiten auf: Der Grundumsatz ist um ca. 20% reduziert, eine Cellulose-Verwertung ist nicht möglich, die Lymphknoten sind aufgrund des verminderten Antigenkontakts schwächer ausgeprägt und in den Peyer'schen Plaques finden sich keine T-Zellen (Maeda *et al.* 2001). Zum anderen ist eine Generierung gnotobiotischer Mäuse durch eine chemotherapeutische Behandlung (Dekontamination) und anschließende Haltung unter sterilen Bedingungen möglich (Rakoff-Nahoum *et al.* 2004). Diese Methode wurde in der vorliegenden Arbeit verwendet, wobei die Tiere über einen Zeitraum von 6 bis 8 Wochen mit einem Antibiotika-Regime im Trinkwasser *ad libitum* behandelt wurden, welches in Anlehnung an ein Standardprotokoll (Rakoff-Nahoum *et al.* 2004) entwickelt und anhand erstellter Antibiogramme der kultivierbaren Darmflora unserer Tiere modifiziert wurde. Eine anschließende Rekolonisation der Tiere mit entsprechenden Bakterien ermöglichte einen Vergleich der Immunpathologie im Zuge der *T. gondii*-Infektion mit keimfreien Tieren. Keimfrei bedeutet in diesem Zusammenhang, dass die Mäuse nach Behandlung keine kultivierbare Darmflora aufwiesen. Somit unterschieden sie sich in mehreren Punkten von den durch die Gnotobiotechnik gewonnenen Tieren: Sie hatten ein vollständig entwickeltes GALT und waren sowohl physiologisch als auch morphologisch mit den in den anderen Versuchen verwendeten SPF-Mäusen identisch, wodurch die Vergleichbarkeit erhöht wurde.

Durch eine definierte Rekolonisierung mit *E. coli*, *Bacteroides/Prevotella* spp., *Lactobacillus* spp. oder der kompletten Darmflora von Tieren mit Ileitis konnte das pro-inflammatorische Potenzial der einzelnen Bakterienspezies näher untersucht werden. Nahezu fehlende histopathologische Veränderungen im Bereich des Ileums nach *T. gondii*-Infektion bei nicht-besiedelten, gnotobiotischen Tieren zeigten deutlich, dass die Induktion einer Immunantwort bei der *T. gondii*-induzierten Ileitis von der Anwesenheit von Bakterien abhängig war. Eine Ileitis konnte im *T. gondii*-Modell nur ausgelöst werden, wenn eine *T. gondii*-Infektion von suszeptiblen Mäusen UND eine Besiedelung mit potentiell pro-inflammatorischen Bakterien-Spezies erfolgte. Nach Re-Kolonisierung gnotobiotischer Mäuse mit *E. coli* bzw. *Bacteroides/Prevotella* spp. wurde bei beiden Gruppen eine mäßig- bis mittelgradige Histopathologie im Ileum an Tag 8 p.i. festgestellt. *E. coli*-monokolonisierte Tiere überlebten nicht länger als bis Tag 13 p.i., während 22% der mit *Bacteroides/Prevotella* spp. rekolonisierten Mäuse bis Tag 22 p.i. überleben konnten. Bei *L. johnsonii*-besiedelten Tieren zeigte sich, ähnlich wie bei nicht-kolonisierten gnotobiotischen Mäusen, eine fast fehlende Histopathologie im Ileum an Tag 8 p.i., sowie Überlebensraten von ca. 50% über Tag 21 p.i. hinaus. Dieses gering ausgeprägte inflammatorische Potenzial von *Lactobacillus* spp. im Rahmen der *T. gondii*-induzierten Ileitis steht im Einklang mit ähnlichen Beobachtungen bei experimenteller

Colitis anderer Arbeitsgruppen (Waidmann et al. 2003, Dieleman et al. 2003, Sartor 2005). Somit ergaben sich Hinweise für ein unterschiedliches inflammatorische Potenzial einzelner Bakterien-Spezies.

Interessanterweise wurde ein differentes pro-inflammatorisches Potenzial gramnegativer Bakterien auch in anderen Untersuchungen beobachtet. In einer Studie mit gnotobiotischen IL-2$^{-/-}$ Mäusen wurde nach Monokolonisierung mit *E. coli mpk*, nicht aber nach Kolonisierung mit *B. vulgatus mpk* oder *E. coli* Nissle 1917, eine Colitis ausgelöst (Waidmann et al. 2003). Im DSS-Colitis-Modell konnte durch die Behandlung mit *E. coli* Nissle 1917 die Ausprägung der Entzündung abgeschwächt werden (Schultz et al. 2004). Mittels Genexpressionsanalysen stellte man fest, dass bestimmte mutmaßlich antiinflammatorische Gene bei der Kolonisierung mit *E. coli mpk* vermindert, aber bei Kolonisierung mit *E. coli* Nissle oder *B. vulgatus* verstärkt exprimiert wurden (Bohn et al. 2006).

Ein individuelles inflammatorisches Potenzial von Bakterienspezies wurde auch in einem spontanen Colitis-Modell bei IL-10-defizienten Mäusen beobachtet. Die Monoassoziation mit den kommensalen Spezies *Enterococcus faecalis* bzw. *E. coli* führte zu unterschiedlichen Entzündungsverläufen (Kim et al. 2005). So bewirkte *E. coli* eine milde Entzündung des Caecums ca. 3 Wochen nach Monoassoziation IL10-defizienter Mäuse. Im Gegensatz dazu entwickelten *Enterococcus faecalis*-monoassoziierte IL10$^{-/-}$-Mäuse nach 10-12 Wochen eine Colitis, die deutlich stärker ausgeprägt und mit duodenaler Entzündung und Obstruktion assoziiert war. Keiner dieser Bakterienstämme bewirkte eine Entzündung in Wildtyp- oder keimfreien Mäusen (Kim et al. 2005).

Der genaue Mechanismus, durch den Darmbakterien eine Ileitis auslösen, ist durch die Ergebnisse der vorliegenden Arbeit noch nicht vollständig erklärbar, wenngleich eine entzündungsauslösende und/oder -verstärkende Interaktion von Komponenten gramnegativer Bakterien mit Epithel- bzw. Immunzellen naheliegt. Die Verdrängung einer von grampositiven Bakterien dominierten durch eine gramnegative Flora im entzündeten Ileum unterstützt dabei die Hypothese, dass spezifische bakterielle Antigene gramnegativer Bakterien wie z.B. das LPS zum Entzündungsprozeß beitragen.

Zusammengenommen unterstützen die Daten der vorliegenden Arbeit, die auch durch die Arbeiten anderer Autoren (Mordue *et al.* 2001, Liesenfeld 2002; Robben *et al.* 2004, Buzoni-Gatel & Werts 2006) formulierte Hypothese, dass *T. gondii* durch das Eindringen in Enterozyten und Makrophagen eine lokale Immunantwort verursacht, die durch zytotoxische Effekte und die Sekretion pro-inflammatorischer Zytokine zu einem Zusammenbruch der Barrierefunktion und der Physiologie des Darmepithels führt. Die darauf folgende Akkumulation von gramnegativen Bakterien im Ileum-Lumen und die bakterielle Translokation in subepitheliale Bereiche mit konsekutivem, direktem Kontakt mit Zellen der angeborenen Immunität verstärken dann die Entzündung durch weitere Induktion von Zytokinen des TH1-Typs (z.B. IFN-γ, IL-12, NO) sowie die Rekrutierung von Immunzellen an den Entzündungsort.

4.3 Die Rolle der Darmflora bei der DSS-induzierten Colitis

Im DSS-Colitis-Modell konnte nach 7-tägiger Behandlung mit DSS an Tag 8 p.ind. ein signifikanter Anstieg von *E. coli*, *Bacteroides/Prevotella* spp. und Enterokokken durch Analysen der luminalen Colonflora gezeigt werden. *Lactobacillus* spp. und Clostridien wurden im Gegensatz zu Tieren ohne Colitis bei akuter DSS-Colitis nicht nachgewiesen. Insgesamt kam es wie bei der *T. gondii*-Ileitis auch in diesem Modell im Entzündungsverlauf zu einem Verlust der Diversität der luminalen Darmflora: Gramnegative Spezies akkumulierten im entzündeten Colon und verdrängten die vorrangig grampositive Flora. Jedoch waren die Veränderungen nicht so ausgeprägt wie im Ileitis-Modell.

Durch antibiotische Behandlung konnte der klinische Zustand der Tiere im Vergleich zu den unbehandelten Kontrolltieren signifikant verbessert werden. Auch die Histopathologie war in allen Behandlungsgruppen signifikant besser.

Definierte Mechanismen, durch die im Colonlumen akkumulierende *E. coli* eine Colitis aggravieren können, sind bisher nicht bekannt, jedoch war die akute DSS-Colitis bei TLR2-, TLR4-, TLR2/4-defizienten Tieren weniger stark ausgeprägt als bei Wildtyp-Tieren (Heimesaat *et al.* 2007a+b). Dies belegt die wichtige Funktion des TLR4-Liganden LPS sowie von TLR2-Liganden, wie Peptidoglykan und Lipoprotein, für die Auslösung und Ausprägung der Colitis. Zudem zeigten TLR-defiziente Tiere in Organkulturüberständen aus MLN erniedrigte IFN-γ-Konzentrationen (Heimesaat *et al.* 2007a+b).

Untersuchungen von LBP-defizienten Mäusen im DSS-Modell hatten gezeigt, dass auch bei Balb/c-Wildtypen im Vergleich zu den LBP-defizienten Tieren ein signifikanter Anstieg der *E. coli*-Last im Verlauf der Entzündung zu beobachten war (Heimesaat *et al.* 2007b), wobei es den LBP$^{-/-}$-Mäusen klinisch signifikant besser ging als den Wildtypen. Diese Daten wiesen darauf hin, dass der Anstieg von *E. coli* nicht vom genetischen Hintergrund der Tiere abhängig war, sondern als ein genereller, entzündungsbedingter Effekt im Sinne eines Entzündungs-„Biomarkers" zu werten ist. Im Gegensatz zu anderen Studien, bei denen TLRs einen Einfluss auf die entzündungsbedingte Epithelschädigung zu haben scheinen (Rakoff-Nahoum *et al.* 2004, Araki *et al.* 2005), konnte in diesen Untersuchungen kein TLR-bedingter Effekt auf die Ausprägung der Histopathologie der DSS-Colitis festgestellt werden. So waren bei Rakoff-Nahoum die verwendeten TLR-defizienten Tiere nur dreimal in den C6-Hintergrund zurückgekreuzt worden, was den Unterschied erklären könnte.

Eine mögliche TLR5-abhängige Signaltransduktion könnte bei der Auslösung der Entzündungsantwort im Colon bei der vorliegenden Arbeit ebenfalls beteiligt sein. In einem C3H/HejBir Colitismodell wurde eine spezielle Form des Flagellins aus kommensalen *Clostridium* spp. als dominantes Antigen identifiziert (Lodes *et al.* 2004). Interessanterweise sind ca. 50% der M. Crohn-, aber nicht der Colitis ulcerosa-, Patienten seropositiv für genau diesen Flagellintyp (Targan *et al.* 2005). Im DSS-Colitis Modell trat eine der Clostridien-Gruppe zuzuordnende Bande bei der DGGE-Analyse von Wildtypieren mit Colitis deutlich hervor (Heimesaat *et al.* 2007b), was darauf hinweisen könnte, dass Clostridien über TLR5 eine entscheidende Rolle im Entzündungsprozeß spielen. Eine Identifizierung von Clostridien-Flagellin bzw. ein eindeutiger Nachweis, dass dies im vorliegenden DSS-Modell eine entzündungsfördernde Rolle spielen könnte, wurde im Gegensatz zum klar erwiesenen TLR4-LPS-Effekt (Heimesaat *et al.* 2007b) allerdings nicht näher untersucht.

5 Zusammenfassung

I. Im entzündeten Ileum peroral *T. gondii*-infizierter Mäuse fand sich eine massive Akkumulation gramnegativer Bakterien.
II. Durch die selektive antibiotische Reduktion von *E. coli* und/oder *Bacteroides/Prevotella* spp. konnte die Entstehung von Nekrosen im Dünndarm verhindert werden.
III. In gnotobiotischen und *L. johnsonii*-monokolonisierten Mäusen blieb die Histopathologie nach *T. gondii*-Infektion aus.
IV. Durch Rekolonisation keimfreier Mäuse mit der Flora von Mäusen mit Ileitis kam es zur Induktion schwerer Nekrose im Ileum.
V. Die Dünndarmlängenveränderung während der Entzündung scheint ein sensitiver Marker für die Ausprägung der Ileitis zu sein.
VI. Auch in der DSS-Colitis ging unter der Entzündung die bakterielle Diversität verloren und gramnegative Spezies dominierten.
VII. Durch spezifische antibiotische Reduktion der gramnegativen Flora in der DSS-Colitis kam es zur Abmilderung der Immunpathologie.

Bei chronisch-entzündlichen Darmerkrankungen (CED) kommt es zu multifaktoriell bedingten inflammatorischen Veränderungen des menschlichen Gastrointestinaltraktes. Durch das Zusammenwirken von genetischer Prädisposition, Umweltfaktoren und möglicherweise autoimmunen Vorgängen kommt es zu einer gestörten mucosalen Barrierefunktion im Darm, was zu einer überschießenden Immunreaktion führt. Diese wird durch die kommensale Darmflora verstärkt, getriggert bzw. überhaupt ausgelöst.

In der vorliegenden Arbeit wurden Veränderungen der Darmflora während der Entzündung (sowohl Ileitis als auch Colitis) im Mausmodell untersucht. Durch eine detaillierte Florenanalyse mittels mikro- und molekularbiologischer Methoden fand sich im entzündeten Ileum peroral *T. gondii*-infizierter Mäuse eine massive Akkumulation gramnegativer Bakterien, welche die im gesunden Ileum dominierende grampositive Flora verdrängen. Mittels selektiver antibiotischer Reduktion gramnegativer Spezies bzw. durch den Einsatz des LPS-Antagonisten Polymyxin B konnte die Entstehung von Nekrosen im Dünndarm verhindert, eine bakterielle Translokation reduziert, das Überleben der Tiere verbessert und die Konzentrationen proinflammatorischer Mediatoren (NO, IFN-γ) im Darm verringert werden. Auf der Suche nach verantwortlichen Bakterienspezies wurden Untersuchungen in gnotobiotischen Mäusen durchgeführt. Bei Tieren ohne nachweisbare Darmflora sowie bei *L. johnsonii*-monokolonisierten Mäusen blieb die Histopathologie nach *T. gondii*-Infektion aus. Auch in der DSS-Colitis ging unter der Entzündung die bakterielle Diversität verloren und gramnegative Spezies dominierten. Eine spezifische antibiotische Reduktion der gramnegativen Flora führte auch in diesem Modell zur Abmilderung der Immunpathologie. Dies erweist sich als analog zu den Erkenntnissen aus den Ileitis-Versuchen und lässt vermuten, dass auch in der chemisch induzierten DSS-Colitis als Modell für die Colitis ulcerosa die kommensale gramnegative Flora eine entscheidende Rolle im Entzündungsprozeß spielt.

Da vergleichbare Effekte bei CED beim Menschen auftreten, scheint die *T. gondii*-Ileitis ein nützliches Modell zur Erforschung der Rolle der Darmbakterien bzw. ihrer Produkte in der Entwicklung der Dünndarmentzündung zu sein. Ebenso bietet es die Möglichkeit, neue therapeutische Ansätze zu analysieren. Die Bedeutung bestimmter Komponenten der ilealen Darmflora für die Induktion bzw. Triggerung des Entzündungsprozesses lässt darauf schließen, dass zukünftig die Modulation der intestinalen Flora durch Pro- und/oder Antibiotika eine bedeutsame Rolle für die Therapie und Prophylaxe von CED spielen wird.

6 Literaturverzeichnis

Altschul, S. F., T. L. Madden, A. A. Schaffer, J. Zhang, Z. Zhang, W. Miller and D. J. Lipman (1997). *Gapped BLAST and PSI-BLAST: a new generation of protein database search programs.* Nucleic Acids Res **25**(17): 3389-402.

Araki, A., T. Kanai, T. Ishikura, S. Makita, K. Uraushihara, R. Iiyama, T. Totsuka, K. Takeda, S. Akira and M. Watanabe (2005). *MyD88-deficient mice develop severe intestinal inflammation in dextran sodium sulfate colitis.* J Gastroenterol **40**(1): 16-23.

Autenrieth, I. B., N. Bucheler, E. Bohn, G. Heinze and I. Horak (1997). *Cytokine mRNA expression in intestinal tissue of interleukin-2 deficient mice with bowel inflammation.* Gut **41**(6): 793-800.

Axelsson, L. G., E. Landstrom, T. J. Goldschmidt, A. Gronberg and A. C. Bylund-Fellenius (1996). *Dextran sulfate sodium (DSS) induced experimental colitis in immunodeficient mice: effects in $CD4^+$-cell depleted, athymic and NK-cell depleted SCID mice.* Inflamm Res **45**(4): 181-91.

Bamias, G., M. Marini, C. A. Moskaluk, M. Odashima, W. G. Ross, J. Rivera-Nieves and F. Cominelli (2002). *Down-regulation of intestinal lymphocyte activation and Th1 cytokine production by antibiotic therapy in a murine model of Crohn's disease.* J Immunol **169**(9): 5308-14.

Banerjee, A. K. and T. J. Peters (1990). *Experimental non-steroidal anti-inflammatory drug-induced enteropathy in the rat: similarities to inflammatory bowel disease and effect of thromboxane synthetase inhibitors.* Gut **31**(12): 1358-64.

Barnich, N., F. A. Carvalho, A. L. Glasser, C. Darcha, P. Jantscheff, M. Allez, H. Peeters, G. Bommelaer, P. Desreumaux, J. F. Colombel and A. Darfeuille-Michaud (2007). *CEACAM6 acts as a receptor for adherent-invasive E. coli, supporting ileal mucosa colonization in Crohn disease.* J Clin Invest **117**(6): 1566-74.

Barnich, N., J. Boudeau, L. Claret and A. Darfeuille-Michaud (2003). *Regulatory and functional co-operation of flagella and type 1 pili in adhesive and invasive abilities of AIEC strain LF82 isolated from a patient with Crohn's disease.* Mol Microbiol **48**(3): 781-94.

Basset, C. and J. Holton (2002). *Inflammatory bowel disease: is the intestine a Trojan horse?* Sci Prog **85**(Pt 1): 33-56.

Beelen, D. W., A. Elmaagacli, K. D. Muller, H. Hirche and U. W. Schaefer (1999). *Influence of intestinal bacterial decontamination using metronidazole and ciprofloxacin or ciprofloxacin alone on the development of acute graft-versus-host disease after marrow transplantation in patients with hematologic malignancies: final results and long-term follow-up of an open-label prospective randomized trial.* Blood **93**(10): 3267-75.

Berg, R. D. (1996). *The indigenous gastrointestinal microflora.* Trends Microbiol **4**(11): 430-5.

Boyle, J. S. and A. M. Lew (1995). *An inexpensive alternative to glassmilk for DNA purification.* Trends Genet **11**(1): 8.

Bibiloni, R., R. N. Fedorak, G. W. Tannock, K. L. Madsen, P. Gionchetti, M. Campieri, C. De Simone and R. B. Sartor (2005). *VSL#3 probiotic-mixture induces remission in patients with active ulcerative colitis.* Am J Gastroenterol **100**(7): 1539-46.

Blumberg, R. S., L. J. Saubermann and W. Strober (1999). *Animal models of mucosal inflammation and their relation to human inflammatory bowel disease.* Curr Opin Immunol **11**(6): 648-56.

Bohn, E., O. Bechtold, N. Zahir, J. S. Frick, J. Reimann, B. Jilge and I. B. Autenrieth (2006). *Host gene expression in the colon of gnotobiotic interleukin-2-deficient mice colonized with commensal colitogenic or noncolitogenic bacterial strains: common patterns and bacteria strain specific signatures.* Inflamm Bowel Dis **12**(9): 853-62.

Boirivant, M., I. J. Fuss, A. Chu and W. Strober (1998). *Oxazolone colitis: A murine model of T helper cell type 2 colitis treatable with antibodies to interleukin 4.* J Exp Med **188**(10): 1929-39.

Brandwein, S. L., R. P. McCabe, Y. Cong, K. B. Waites, B. U. Ridwan, P. A. Dean, T. Ohkusa, E. H. Birkenmeier, J. P. Sundberg and C. O. Elson (1997). *Spontaneously colitic C3H/HeJBir mice demonstrate selective antibody reactivity to antigens of the enteric bacterial flora.* J Immunol **159**(1): 44-52.

Brimnes, J., J. Reimann, M. Nissen and M. Claesson (2001). *Enteric bacterial antigens activate CD4+ T cells from scid mice with inflammatory bowel disease.* Eur J Immunol **31**(1): 23-31.

Butler, J. E., J. Sun, P. Weber, P. Navarro and D. Francis (2000). *Antibody repertoire development in fetal and newborn piglets, III. Colonization of the gastrointestinal tract selectively diversifies the preimmune repertoire in mucosal lymphoid tissues.* Immunology **100**(1): 119-30.

Buzoni-Gatel, D., H. Debbabi, F. J. Mennechet, V. Martin, A. C. Lepage, J. D. Schwartzman and L. H. Kasper (2001). *Murine ileitis after intracellular parasite infection is controlled by TGF-β-producing intraepithelial lymphocytes.* Gastroenterology **120**(4): 914-24.

Buzoni-Gatel, D. and C. Werts (2006). *Toxoplasma gondii and subversion of the immune system.* Trends Parasitol **22**(10): 448-52.

Campieri, M. and P. Gionchetti (2001). *Bacteria as the cause of ulcerative colitis.* Gut **48**(1): 132-5.

Caradonna, L., L. Amati, T. Magrone, N. M. Pellegrino, E. Jirillo and D. Caccavo (2000). *Enteric bacteria, lipopolysaccharides and related cytokines in inflammatory bowel disease: biological and clinical significance.* J Endotoxin Res **6**(3): 205-14.

Chandran, P., S. Satthaporn, A. Robins and O. Eremin (2003). *Inflammatory bowel disease: dysfunction of GALT and gut bacterial flora (I)*. Surgeon **1**(2): 63-75.

Chandran, P., S. Satthaporn, A. Robins and O. Eremin (2003). *Inflammatory bowel disease: dysfunction of GALT and gut bacterial flora (II)*. Surgeon **1**(3): 125-36.

Chichlowski, M. and L. P. Hale (2008). *Bacterial-Mucosal Interactions in Inflammatory Bowel Disease - An Alliance Gone Bad*. Am J Physiol Gastrointest Liver Physiol.

Cole, J. R., B. Chai, R. J. Farris, Q. Wang, S. A. Kulam, D. M. McGarrell, G. M. Garrity and J. M. Tiedje (2005). *The Ribosomal Database Project (RDP-II): sequences and tools for high-throughput rRNA analysis*. Nucleic Acids Res **33**(Database issue): D294-6.

Cooper, H. S., S. N. Murthy, R. S. Shah and D. J. Sedergran (1993). *Clinicopathologic study of dextran sulfate sodium experimental murine colitis*. Lab Invest **69**(2): 238-49.

Cummings, J. H. and G. T. Macfarlane (1997). *Role of intestinal bacteria in nutrient metabolism*. JPEN J Parenter Enteral Nutr **21**(6): 357-65.

Dalhoff, A. and I. Shalit (2003). *Immunomodulatory effects of quinolones*. Lancet Infect Dis **3**(6): 359-71.

Darfeuille-Michaud, A., J. Boudeau, P. Bulois, C. Neut, A. L. Glasser, N. Barnich, M. A. Bringer, A. Swidsinski, L. Beaugerie and J. F. Colombel (2004). *High prevalence of adherent-invasive Escherichia coli associated with ileal mucosa in Crohn's disease*. Gastroenterology **127**(2): 412-21.

Dewhirst, F. E., C. C. Chien, B. J. Paster, R. L. Ericson, R. P. Orcutt, D. B. Schauer and J. G. Fox (1999). *Phylogeny of the defined murine microbiota: altered Schaedler flora*. Appl Environ Microbiol **65**(8): 3287-92.

Dianda, L., A. M. Hanby, N. A. Wright, A. Sebesteny, A. C. Hayday and M. J. Owen (1997). *T cell receptor-α β-deficient mice fail to develop colitis in the absence of a microbial environment*. Am J Pathol **150**(1): 91-7.

Dieleman, L. A., B. U. Ridwan, G. S. Tennyson, K. W. Beagley, R. P. Bucy and C. O. Elson (1994). *Dextran sulfate sodium-induced colitis occurs in severe combined immunodeficient mice*. Gastroenterology **107**(6): 1643-52.

Dieleman, L. A., M. J. Palmen, H. Akol, E. Bloemena, A. S. Pena, S. G. Meuwissen and E. P. Van Rees (1998). *Chronic experimental colitis induced by dextran sulphate sodium (DSS) is characterized by Th1 and Th2 cytokines*. Clin Exp Immunol **114**(3): 385-91.

Dieleman, L. A., M. S. Goerres, A. Arends, D. Sprengers, C. Torrice, F. Hoentjen, W. B. Grenther and R. B. Sartor (2003). *Lactobacillus GG prevents recurrence of colitis in HLA-B27 transgenic rats after antibiotic treatment*. Gut **52**(3): 370-6.

Eckburg, P. B., E. M. Bik, C. N. Bernstein, E. Purdom, L. Dethlefsen, M. Sargent, S. R. Gill, K. E. Nelson and D. A. Relman (2005). *Diversity of the human intestinal microbial flora.* Science **308**(5728): 1635-8.

Egger, B., M. W. Buchler, J. Lakshmanan, P. Moore and V. E. Eysselein (2000). *Mice harboring a defective epidermal growth factor receptor (waved-2) have an increased susceptibility to acute dextran sulfate-induced colitis.* Scand J Gastroenterol **35**(11): 1181-7.

Elson, C. O., Y. Cong, V. J. McCracken, R. A. Dimmitt, R. G. Lorenz and C. T. Weaver (2005). *Experimental models of inflammatory bowel disease reveal innate, adaptive, and regulatory mechanisms of host dialogue with the microbiota.* Immunol Rev **206**: 260-76.

Eriksson, E., A. Forsgren and K. Riesbeck (2003). *Several gene programs are induced in ciprofloxacin-treated human lymphocytes as revealed by microarray analysis.* J Leukoc Biol **74**(3): 456-63.

Evans, S. M. and B. J. Whittle (2003). *Role of bacteria and inducible nitric oxide synthase activity in the systemic inflammatory microvascular response provoked by indomethacin in the rat.* Eur J Pharmacol **461**(1): 63-71.

Ewaschuk, J. B. and L. A. Dieleman (2006). *Probiotics and prebiotics in chronic inflammatory bowel diseases.* World J Gastroenterol **12**(37): 5941-50.

Ewaschuk, J. B., Q. Z. Tejpar, I. Soo, K. Madsen and R. N. Fedorak (2006). *The role of antibiotic and probiotic therapies in current and future management of inflammatory bowel disease.* Curr Gastroenterol Rep **8**(6): 486-98.

Fiocchi, C. (1998). *Inflammatory bowel disease: etiology and pathogenesis.* Gastroenterology **115**(1): 182-205.

Floch, M. H., K. K. Madsen, D. J. Jenkins, S. Guandalini, J. A. Katz, A. Onderdonk, W. A. Walker, R. N. Fedorak and M. Camilleri (2006). *Recommendations for probiotic use.* J Clin Gastroenterol **40**(3): 275-8.

Frick, J. S., N. Zahir, M. Muller, F. Kahl, O. Bechtold, M. B. Lutz, C. J. Kirschning, J. Reimann, B. Jilge, E. Bohn and I. B. Autenrieth (2006). *Colitogenic and non-colitogenic commensal bacteria differentially trigger DC maturation and Th cell polarization: an important role for IL-6.* Eur J Immunol **36**(6): 1537-47.

Gerbitz, A., M. Schultz, A. Wilke, H. J. Linde, J. Scholmerich, R. Andreesen and E. Holler (2004). *Probiotic effects on experimental graft-versus-host disease: let them eat yogurt.* Blood **103**(11): 4365-7.

Gionchetti, P., F. Rizzello, A. Venturi and M. Campieri (2000). *Probiotics in infective diarrhoea and inflammatory bowel diseases.* J Gastroenterol Hepatol **15**(5): 489-93.

Grabig, A., D. Paclik, C. Guzy, A. Dankof, D. C. Baumgart, J. Erckenbrecht, B. Raupach, U. Sonnenborn, J. Eckert, R. R. Schumann, B. Wiedenmann, A. U. Dignass and A. Sturm (2006). *Escherichia coli strain Nissle 1917 ameliorates experimental colitis via toll-like receptor 2- and toll-like receptor 4-dependent pathways.* Infect Immun **74**(7): 4075-82.

Green, L. C., D. A. Wagner, J. Glogowski, P. L. Skipper, J. S. Wishnok and S. R. Tannenbaum (1982). *Analysis of nitrate, nitrite, and [15N]nitrate in biological fluids.* Anal Biochem **126**(1): 131-8.

Greenberg, G. R. (2004). *Antibiotics should be used as first-line therapy for Crohn's disease.* Inflamm Bowel Dis **10**(3): 318-20.

Greenbloom, S. L., A. H. Steinhart and G. R. Greenberg (1998). *Combination ciprofloxacin and metronidazole for active Crohn's disease.* Can J Gastroenterol **12**(1): 53-6.

Guarner, F. and J. R. Malagelada (2003). *Role of bacteria in experimental colitis.* Best Pract Res Clin Gastroenterol **17**(5): 793-804.

Guslandi, M. (2005). *Antibiotics for inflammatory bowel disease: do they work?* Eur J Gastroenterol Hepatol **17**(2): 145-7.

Hans, W., J. Scholmerich, V. Gross and W. Falk (2000). *The role of the resident intestinal flora in acute and chronic dextran sulfate sodium-induced colitis in mice.* Eur J Gastroenterol Hepatol **12**(3): 267-73.

Heidt, P. J. and J. M. Vossen (1992). *Experimental and clinical gnotobiotics: influence of the microflora on graft-versus-host disease after allogeneic bone marrow transplantation.* J Med **23**(3-4): 161-73.

Heimesaat, M. M., K. Granzow, H. Leidinger and O. Liesenfeld (2005). *Prevalence of Clostridium difficile toxins A and B and Clostridium perfringens enterotoxin A in stool samples of patients with antibiotic-associated diarrhea.* Infection **33**(5-6): 340-4.

Heimesaat, M. M., S. Bereswill, A. Fischer, D. Fuchs, D. Struck, J. Niebergall, H. K. Jahn, I. R. Dunay, A. Moter, D. M. Gescher, R. R. Schumann, U. B. Gobel and O. Liesenfeld (2006). *Gram-negative bacteria aggravate murine small intestinal Th1-type immunopathology following oral infection with Toxoplasma gondii.* J Immunol **177**(12): 8785-95.

Heimesaat, M. M., A. Fischer, H. K. Jahn, J. Niebergall, M. Freudenberg, M. Blaut, O. Liesenfeld, R. R. Schumann, U. B. Gobel and S. Bereswill (2007a). *Exacerbation of murine ileitis by Toll-like receptor 4 mediated sensing of lipopolysaccharide from commensal Escherichia coli.* Gut **56**(7): 941-8.

Heimesaat, M. M., A. Fischer, B. Siegmund, A. Kupz, J. Niebergall, D. Fuchs, H. K. Jahn, M. Freudenberg, C. Loddenkemper, A. Batra, H. A. Lehr, O. Liesenfeld, M. Blaut, U. B. Gobel, R. R. Schumann and S. Bereswill (2007b). *Shift towards pro-inflammatory intestinal bacteria aggravates acute murine colitis via Toll-like receptors 2 and 4.* PLoS ONE **2**(7): e662.

Helgeland, L., J. T. Vaage, B. Rolstad, T. Midtvedt and P. Brandtzaeg (1996). *Microbial colonization influences composition and T-cell receptor V β repertoire of intraepithelial lymphocytes in rat intestine.* Immunology **89**(4): 494-501.

Henckaerts, L., M. Pierik, M. Joossens, M. Ferrante, P. Rutgeerts and S. Vermeire (2007). *Mutations in pattern recognition receptor genes modulate seroreactivity to microbial antigens in patients with inflammatory bowel disease.* Gut **56**(11): 1536-42.

Hendrickson, B. A., R. Gokhale and J. H. Cho (2002). *Clinical aspects and pathophysiology of inflammatory bowel disease.* Clin Microbiol Rev **15**(1): 79-94.

Hoentjen, F., H. J. Harmsen, H. Braat, C. D. Torrice, B. A. Mann, R. B. Sartor and L. A. Dieleman (2003). *Antibiotics with a selective aerobic or anaerobic spectrum have different therapeutic activities in various regions of the colon in interleukin 10 gene deficient mice.* Gut **52**(12): 1721-7.

Hoffmann, J. C., N. N. Pawlowski, A. A. Kuhl, W. Hohne and M. Zeitz (2002). *Animal models of inflammatory bowel disease: an overview.* Pathobiology **70**(3): 121-30.

Husebye, E. (2005). *The pathogenesis of gastrointestinal bacterial overgrowth.* Chemotherapy **51 Suppl 1**: 1-22.

Imaoka, A., S. Matsumoto, H. Setoyama, Y. Okada and Y. Umesaki (1996). *Proliferative recruitment of intestinal intraepithelial lymphocytes after microbial colonization of germ-free mice.* Eur J Immunol **26**(4): 945-8.

Isaacs, K. L. and R. B. Sartor (2004). *Treatment of inflammatory bowel disease with antibiotics.* Gastroenterol Clin North Am **33**(2): 335-45, x.

Ito, R., M. Shin-Ya, T. Kishida, A. Urano, R. Takada, J. Sakagami, J. Imanishi, M. Kita, Y. Ueda, Y. Iwakura, K. Kataoka, T. Okanoue and O. Mazda (2006). *Interferon-gamma is causatively involved in experimental inflammatory bowel disease in mice.* Clin Exp Immunol **146**(2): 330-8.

Johnson, B. C. (1964). *Dietary Factors and Vitamin K.* Nutr Rev **22**: 225-9.

Kasper, L., N. Courret, S. Darche, S. Luangsay, F. Mennechet, L. Minns, N. Rachinel, C. Ronet and D. Buzoni-Gatel (2004). *Toxoplasma gondii and mucosal immunity.* Int J Parasitol **34**(3): 401-9.

Kawaguchi, M., M. Nanno, Y. Umesaki, S. Matsumoto, Y. Okada, Z. Cai, T. Shimamura, Y. Matsuoka, M. Ohwaki and H. Ishikawa (1993). *Cytolytic activity of intestinal intraepithelial lymphocytes in germ-free mice is strain dependent and determined by T cells expressing γ delta T-cell antigen receptors.* Proc Natl Acad Sci U S A **90**(18): 8591-4.

Kayama, S., M. Mitsuyama, N. Sato and K. Hatakeyama (2000). *Overgrowth and translocation of Escherichia coli from intestine during prolonged enteral feeding in rats.* J Gastroenterol **35**(1): 15-9.

Kent, T. H., R. M. Cardelli and F. W. Stamler (1969). *Small intestinal ulcers and intestinal flora in rats given indomethacin.* Am J Pathol **54**(2): 237-49.

Khan, I. A., J. D. Schwartzman, T. Matsuura and L. H. Kasper (1997). *A dichotomous role for nitric oxide during acute Toxoplasma gondii infection in mice.* Proc Natl Acad Sci U S A **94**(25): 13955-60.

Kim, S. C., S. L. Tonkonogy, C. A. Albright, J. Tsang, E. J. Balish, J. Braun, M. M. Huycke and R. B. Sartor (2005). *Variable phenotypes of enterocolitis in interleukin 10-deficient mice monoassociated with two different commensal bacteria.* Gastroenterology **128**(4): 891-906.

Kolios, G., P. Manousou, L. Bourikas, G. Notas, N. Tsagarakis, I. Mouzas and E. Kouroumalis (2006). *Ciprofloxacin inhibits cytokine-induced nitric oxide production in human colonic epithelium.* Eur J Clin Invest **36**(10): 720-9.

Kosiewicz, M. M., C. C. Nast, A. Krishnan, J. Rivera-Nieves, C. A. Moskaluk, S. Matsumoto, K. Kozaiwa and F. Cominelli (2001). *Th1-type responses mediate spontaneous ileitis in a novel murine model of Crohn's disease.* J Clin Invest **107**(6): 695-702.

Lee, C. W., S. Bennouna and E. Y. Denkers (2006). *Screening for Toxoplasma gondii-regulated transcriptional responses in lipopolysaccharide-activated macrophages.* Infect Immun **74**(3): 1916-23.

Lehmann, F. S. (2003). *[Pathophysiology of inflammatory bowel disease].* Ther Umsch **60**(3): 127-32.

Leveau, P., X. Wang, V. Soltesz, I. Ihse and R. Andersson (1996). *Alterations in intestinal motility and microflora in experimental acute pancreatitis.* Int J Pancreatol **20**(2): 119-25.

Liesenfeld, O., J. Kosek, J. S. Remington and Y. Suzuki (1996). *Association of CD4+ T cell-dependent, interferon-γ-mediated necrosis of the small intestine with genetic susceptibility of mice to peroral infection with Toxoplasma gondii.* J Exp Med **184**(2): 597-607.

Liesenfeld, O., H. Kang, D. Park, T. A. Nguyen, C. V. Parkhe, H. Watanabe, T. Abo, A. Sher, J. S. Remington and Y. Suzuki (1999a). *TNF-α, nitric oxide and IFN-γ are all critical for development of necrosis in the small intestine and early mortality in genetically susceptible mice infected perorally with Toxoplasma gondii.* Parasite Immunol **21**(7): 365-76.

Liesenfeld, O. (1999b). *Immune responses to Toxoplasma gondii in the gut.* Immunobiology **201**(2): 229-39.

Liesenfeld, O. (2002). *Oral infection of C57BL/6 mice with Toxoplasma gondii: a new model of inflammatory bowel disease?* J Infect Dis **185 Suppl 1**: S96-101.

Linskens, R. K., X. W. Huijsdens, P. H. Savelkoul, C. M. Vandenbroucke-Grauls and S. G. Meuwissen (2001). *The bacterial flora in inflammatory bowel disease: current insights in pathogenesis and the influence of antibiotics and probiotics.* Scand J Gastroenterol Suppl(234): 29-40.

Liu, Y., H. J. van Kruiningen, A. B. West, R. W. Cartun, A. Cortot and J. F. Colombel (1995). *Immunocytochemical evidence of Listeria, Escherichia coli, and Streptococcus antigens in Crohn's disease.* Gastroenterology **108**(5): 1396-404.

Lodes, M. J., Y. Cong, C. O. Elson, R. Mohamath, C. J. Landers, S. R. Targan, M. Fort and R. M. Hershberg (2004). *Bacterial flagellin is a dominant antigen in Crohn disease.* J Clin Invest **113**(9): 1296-306.

Lu, J., A. Wang, S. Ansari, R. M. Hershberg and D. M. McKay (2003). *Colonic bacterial superantigens evoke an inflammatory response and exaggerate disease in mice recovering from colitis.* Gastroenterology **125**(6): 1785-95.

Lucke, K., S. Miehlke, E. Jacobs and M. Schuppler (2006). *Prevalence of Bacteroides and Prevotella spp. in ulcerative colitis.* J Med Microbiol **55**(Pt 5): 617-24.

Macdonald, T. T. and G. Monteleone (2005). *Immunity, inflammation, and allergy in the gut.* Science **307**(5717): 1920-5.

MacDonald, T. T., G. Monteleone and S. L. Pender (2000). *Recent developments in the immunology of inflammatory bowel disease.* Scand J Immunol **51**(1): 2-9.

Madsen, K. L., J. S. Doyle, M. M. Tavernini, L. D. Jewell, R. P. Rennie and R. N. Fedorak (2000). *Antibiotic therapy attenuates colitis in interleukin 10 gene-deficient mice.* Gastroenterology **118**(6): 1094-105.

Madsen, K. L. (2001). *The use of probiotics in gastrointestinal disease.* Can J Gastroenterol **15**(12): 817-22.

Madsen, K. (2006). *Probiotics and the immune response.* J Clin Gastroenterol **40**(3): 232-4.

Maeda, Y., S. Noda, K. Tanaka, S. Sawamura, Y. Aiba, H. Ishikawa, H. Hasegawa, N. Kawabe, M. Miyasaka and Y. Koga (2001). *The failure of oral tolerance induction is functionally coupled to the absence of T cells in Peyer's patches under germfree conditions.* Immunobiology **204**(4): 442-57.

Marchesi, J. R., T. Sato, A. J. Weightman, T. A. Martin, J. C. Fry, S. J. Hiom, D. Dymock and W. G. Wade (1998). *Design and evaluation of useful bacterium-specific PCR primers that amplify genes coding for bacterial 16S rRNA.* Appl Environ Microbiol **64**(2): 795-9.

Martin, H. M. and J. M. Rhodes (2000). *Bacteria and inflammatory bowel disease.* Curr Opin Infect Dis **13**(5): 503-509.

Martin, H. M., B. J. Campbell, C. A. Hart, C. Mpofu, M. Nayar, R. Singh, H. Englyst, H. F. Williams and J. M. Rhodes (2004). *Enhanced Escherichia coli adherence and invasion in Crohn's disease and colon cancer.* Gastroenterology **127**(1): 80-93.

Masseret, E., J. Boudeau, J. F. Colombel, C. Neut, P. Desreumaux, B. Joly, A. Cortot and A. Darfeuille-Michaud (2001). *Genetically related Escherichia coli strains associated with Crohn's disease.* Gut **48**(3): 320-5.

Matsumoto, S., Y. Okabe, H. Setoyama, K. Takayama, J. Ohtsuka, H. Funahashi, A. Imaoka, Y. Okada and Y. Umesaki (1998). *Inflammatory bowel disease-like enteritis and caecitis in a senescence accelerated mouse P1/Yit strain.* Gut **43**(1): 71-8.

Mennechet, F. J., L. H. Kasper, N. Rachinel, L. A. Minns, S. Luangsay, A. Vandewalle and D. Buzoni-Gatel (2004). *Intestinal intraepithelial lymphocytes prevent pathogen-driven inflammation and regulate the Smad/T-bet pathway of lamina propria $CD4^+$ T cells.* Eur J Immunol **34**(4): 1059-67.

Mordue, D. G., F. Monroy, M. La Regina, C. A. Dinarello and L. D. Sibley (2001). *Acute toxoplasmosis leads to lethal overproduction of Th1 cytokines.* J Immunol **167**(8): 4574-84.

Mullis, K. B. and F. A. Faloona (1987). *Specific synthesis of DNA in vitro via a polymerase-catalyzed chain reaction.* Methods Enzymol **155**: 335-50.

Niebergall, Julia. Die Rolle von TLRs und bakterieller Antigen-Erkennung in der Immunpathogenese der akuten Ileitis und Colitis der Maus. Medizinische Dissertationsschrift, FU/HU Berlin, in Vorbereitung.

Nubel, U., B. Engelen, A. Felske, J. Snaidr, A. Wieshuber, R. I. Amann, W. Ludwig and H. Backhaus (1996). *Sequence heterogeneities of genes encoding 16S rRNAs in Paenibacillus polymyxa detected by temperature gradient gel electrophoresis.* J Bacteriol **178**(19): 5636-43.

Okayasu, I., S. Hatakeyama, M. Yamada, T. Ohkusa, Y. Inagaki and R. Nakaya (1990). *A novel method in the induction of reliable experimental acute and chronic ulcerative colitis in mice.* Gastroenterology **98**(3): 694-702.

Olson, T. S., G. Bamias, M. Naganuma, J. Rivera-Nieves, T. L. Burcin, W. Ross, M. A. Morris, T. T. Pizarro, P. B. Ernst, F. Cominelli and K. Ley (2004). *Expanded B cell population blocks regulatory T cells and exacerbates ileitis in a murine model of Crohn disease.* J Clin Invest **114**(3): 389-98.

Onderdonk, A. B., J. A. Richardson, R. E. Hammer and J. D. Taurog (1998). *Correlation of cecal microflora of HLA-B27 transgenic rats with inflammatory bowel disease.* Infect Immun **66**(12): 6022-3.

Ott, S. J., M. Musfeldt, D. F. Wenderoth, J. Hampe, O. Brant, U. R. Folsch, K. N. Timmis and S. Schreiber (2004). *Reduction in diversity of the colonic mucosa associated bacterial microflora in patients with active inflammatory bowel disease.* Gut **53**(5): 685-93.

Pizarro, T. T., K. O. Arseneau and F. Cominelli (2000). *Lessons from genetically engineered animal models XI. Novel mouse models to study pathogenic mechanisms of Crohn's disease.* Am J Physiol Gastrointest Liver Physiol **278**(5): G665-9.

Pizarro, T. T., K. O. Arseneau, G. Bamias and F. Cominelli (2003). *Mouse models for the study of Crohn's disease.* Trends Mol Med **9**(5): 218-22.

Podolsky, D. K. (1991). *Inflammatory bowel disease (2).* N Engl J Med **325**(14): 1008-16.

Podolsky, D. K. (2002). *Inflammatory bowel disease.* N Engl J Med **347**(6): 417-29.

Rakoff-Nahoum, S., J. Paglino, F. Eslami-Varzaneh, S. Edberg and R. Medzhitov (2004). *Recognition of commensal microflora by toll-like receptors is required for intestinal homeostasis.* Cell **118**(2): 229-41.

Rath, H. C., H. H. Herfarth, J. S. Ikeda, W. B. Grenther, T. E. Hamm, Jr., E. Balish, J. D. Taurog, R. E. Hammer, K. H. Wilson and R. B. Sartor (1996). *Normal luminal bacteria, especially Bacteroides species, mediate chronic colitis, gastritis, and arthritis in HLA-B27/human β2 microglobulin transgenic rats.* J Clin Invest **98**(4): 945-53.

Rath, H. C., J. S. Ikeda, H. J. Linde, J. Scholmerich, K. H. Wilson and R. B. Sartor (1999a). *Varying cecal bacterial loads influences colitis and gastritis in HLA-B27 transgenic rats.* Gastroenterology **116**(2): 310-9.

Rath, H. C., K. H. Wilson and R. B. Sartor (1999b). *Differential induction of colitis and gastritis in HLA-B27 transgenic rats selectively colonized with Bacteroides vulgatus or Escherichia coli.* Infect Immun **67**(6): 2969-74.

Rath, H. C., M. Schultz, R. Freitag, L. A. Dieleman, F. Li, H. J. Linde, J. Scholmerich and R. B. Sartor (2001). *Different subsets of enteric bacteria induce and perpetuate experimental colitis in rats and mice.* Infect Immun **69**(4): 2277-85.

Rioux, K. P., K. L. Madsen and R. N. Fedorak (2005). *The role of enteric microflora in inflammatory bowel disease: human and animal studies with probiotics and prebiotics.* Gastroenterol Clin North Am **34**(3): 465-82, ix.

Rioux, K. P. and R. N. Fedorak (2006). *Probiotics in the treatment of inflammatory bowel disease.* J Clin Gastroenterol **40**(3): 260-3.

Robben, P. M., D. G. Mordue, S. M. Truscott, K. Takeda, S. Akira and L. D. Sibley (2004). *Production of IL-12 by macrophages infected with Toxoplasma gondii depends on the parasite genotype.* J Immunol **172**(6): 3686-94.

Romagnani, P., F. Annunziato, M. C. Baccari and P. Parronchi (1997). *T cells and cytokines in Crohn's disease.* Curr Opin Immunol **9**(6): 793-9.

Salzman, N. H., H. de Jong, Y. Paterson, H. J. Harmsen, G. W. Welling and N. A. Bos (2002). *Analysis of 16S libraries of mouse gastrointestinal microflora reveals a large new group of mouse intestinal bacteria.* Microbiology **148**(Pt 11): 3651-60.

Sambrook J, Fritsch EF, Maniatis T (1989). *Molecular Cloning: A Laboratory Manual. Cold.* -129- Spring Harbor Laboratory Press, NY, Vol. 1, 2, 3.

Sanchez-Munoz, F., A. Dominguez-Lopez and J. K. Yamamoto-Furusho (2008). *Role of cytokines in inflammatory bowel disease.* World J Gastroenterol **14**(27): 4280-8.

Sartor, R. B. (1995). *Current concepts of the etiology and pathogenesis of ulcerative colitis and Crohn's disease.* Gastroenterol Clin North Am **24**(3): 475-507.

Sartor, R. B. (1997). *Review article: How relevant to human inflammatory bowel disease are current animal models of intestinal inflammation?* Aliment Pharmacol Ther **11 Suppl 3**: 89-96; discussion 96-7.

Sartor, R. B. (2003). *Targeting enteric bacteria in treatment of inflammatory bowel diseases: why, how, and when.* Curr Opin Gastroenterol **19**(4): 358-65.

Sartor, R. B. (2004). *Therapeutic manipulation of the enteric microflora in inflammatory bowel diseases: antibiotics, probiotics, and prebiotics.* Gastroenterology **126**(6): 1620-33.

Sartor, R. B. (2005). *Probiotic therapy of intestinal inflammation and infections.* Curr Opin Gastroenterol **21**(1): 44-50.

Schultz, M., S. L. Tonkonogy, R. K. Sellon, C. Veltkamp, V. L. Godfrey, J. Kwon, W. B. Grenther, E. Balish, I. Horak and R. B. Sartor (1999). *IL-2-deficient mice raised under germfree conditions develop delayed mild focal intestinal inflammation.* Am J Physiol **276**(6 Pt 1): G1461-72.

Schultz, M., U. G. Strauch, H. J. Linde, S. Watzl, F. Obermeier, C. Gottl, N. Dunger, N. Grunwald, J. Scholmerich and H. C. Rath (2004). *Preventive effects of Escherichia coli strain Nissle 1917 on acute and chronic intestinal inflammation in two different murine models of colitis.* Clin Diagn Lab Immunol **11**(2): 372-8.

Schuppler, M., K. Lotzsch, M. Waidmann and I. B. Autenrieth (2004). *An abundance of Escherichia coli is harbored by the mucosa-associated bacterial flora of interleukin-2-deficient mice.* Infect Immun **72**(4): 1983-90.

Seksik, P., L. Rigottier-Gois, G. Gramet, M. Sutren, P. Pochart, P. Marteau, R. Jian and J. Dore (2003). *Alterations of the dominant faecal bacterial groups in patients with Crohn's disease of the colon.* Gut **52**(2): 237-42.

Sellon, R. K., S. Tonkonogy, M. Schultz, L. A. Dieleman, W. Grenther, E. Balish, D. M. Rennick and R. B. Sartor (1998). *Resident enteric bacteria are necessary for development of spontaneous colitis and immune system activation in interleukin-10-deficient mice.* Infect Immun **66**(11): 5224-31.

Shroff, K. E., K. Meslin and J. J. Cebra (1995). *Commensal enteric bacteria engender a self-limiting humoral mucosal immune response while permanently colonizing the gut.* Infect Immun **63**(10): 3904-13.

Siegmund, B., G. Fantuzzi, F. Rieder, F. Gamboni-Robertson, H. A. Lehr, G. Hartmann, C. A. Dinarello, S. Endres and A. Eigler (2001). *Neutralization of interleukin-18 reduces severity in murine colitis and intestinal IFN-γ and TNF-α production.* Am J Physiol Regul Integr Comp Physiol **281**(4): R1264-73.

Simon, G. L. and S. L. Gorbach (1984). *Intestinal flora in health and disease.* Gastroenterology **86**(1): 174-93.

Steinhoff, U., K. J. Maloy, C. Burkhart, A. J. Clark, T. Rulicke, H. Hengartner and R. M. Zinkernagel (1999). *Variable immune response against a developmentally regulated self-antigen.* J Autoimmun **12**(1): 27-34.

Strober, W., K. Nakamura and A. Kitani (2001). *The SAMP1/Yit mouse: another step closer to modeling human inflammatory bowel disease.* J Clin Invest **107**(6): 667-70.

Strober, W., I. J. Fuss and R. S. Blumberg (2002). *The immunology of mucosal models of inflammation.* Annu Rev Immunol **20**: 495-549.

Sundberg, J. P., C. O. Elson, H. Bedigian and E. H. Birkenmeier (1994). *Spontaneous, heritable colitis in a new substrain of C3H/HeJ mice.* Gastroenterology **107**(6): 1726-35.

Sutherland, L., J. Singleton, J. Sessions, S. Hanauer, E. Krawitt, G. Rankin, R. Summers, H. Mekhjian, N. Greenberger, M. Kelly and et al. (1991). *Double blind, placebo controlled trial of metronidazole in Crohn's disease.* Gut **32**(9): 1071-5.

Suzuki, Y., A. Sher, G. Yap, D. Park, L. E. Neyer, O. Liesenfeld, M. Fort, H. Kang and E. Gufwoli (2000). *IL-10 is required for prevention of necrosis in the small intestine and mortality in both genetically resistant BALB/c and susceptible C57BL/6 mice following peroral infection with Toxoplasma gondii.* J Immunol **164**(10): 5375-82.

Swidsinski, A., A. Ladhoff, A. Pernthaler, S. Swidsinski, V. Loening-Baucke, M. Ortner, J. Weber, U. Hoffmann, S. Schreiber, M. Dietel and H. Lochs (2002). *Mucosal flora in inflammatory bowel disease.* Gastroenterology **122**(1): 44-54.

Swidsinski, A., J. Weber, V. Loening-Baucke, L. P. Hale and H. Lochs (2005). *Spatial organization and composition of the mucosal flora in patients with inflammatory bowel disease.* J Clin Microbiol **43**(7): 3380-9.

Tabaqchali, S., D. P. O'Donoghue and K. A. Bettelheim (1978). *Escherichia coli antibodies in patients with inflammatory bowel disease.* Gut **19**(2): 108-13.

Tamboli, C. P., C. Neut, P. Desreumaux and J. F. Colombel (2004). *Dysbiosis in inflammatory bowel disease.* Gut **53**(1): 1-4.

Targan, S. R., C. J. Landers, H. Yang, M. J. Lodes, Y. Cong, K. A. Papadakis, E. Vasiliauskas, C. O. Elson and R. M. Hershberg (2005). *Antibodies to CBir1 flagellin define a unique response that is associated independently with complicated Crohn's disease.* Gastroenterology **128**(7): 2020-8.

Tarpila, E., P. O. Nystrom, L. Franzen and I. Ihse (1993). *Bacterial translocation during acute pancreatitis in rats.* Eur J Surg **159**(2): 109-13.

Tsubery, H., H. Yaakov, S. Cohen, T. Giterman, A. Matityahou, M. Fridkin and I. Ofek (2005). *Neopeptide antibiotics that function as opsonins and membrane-permeabilizing agents for gram-negative bacteria.* Antimicrob Agents Chemother **49**(8): 3122-8.

Tsubery, H., I. Ofek, S. Cohen and M. Fridkin (2000a). *The functional association of polymyxin B with bacterial lipopolysaccharide is stereospecific: studies on polymyxin B nonapeptide.* Biochemistry **39**(39): 11837-44.

Tsubery, H., I. Ofek, S. Cohen and M. Fridkin (2000b). *Structure-function studies of polymyxin B nonapeptide: implications to sensitization of gram-negative bacteria.* J Med Chem **43**(16): 3085-92.

Tsubery, H., I. Ofek, S. Cohen, M. Eisenstein and M. Fridkin (2002). *Modulation of the hydrophobic domain of polymyxin B nonapeptide: effect on outer-membrane permeabilization and lipopolysaccharide neutralization.* Mol Pharmacol **62**(5): 1036-42.

Umesaki, Y., H. Setoyama, S. Matsumoto and Y. Okada (1993). *Expansion of a β T-cell receptor-bearing intestinal intraepithelial lymphocytes after microbial colonization in germ-free mice and its independence from thymus.* Immunology **79**(1): 32-7.

von Wintzingerode F, Göbel UB, Stackebrandt E (1997). *Determination of microbial diversity in environmental samples: pitfalls of PCR-based rRNA analysis.* FEMS Microbiol Rev;**21**:213-229.

Vossenkamper, A., D. Struck, C. Alvarado-Esquivel, T. Went, K. Takeda, S. Akira, K. Pfeffer, G. Alber, M. Lochner, I. Forster and O. Liesenfeld (2004). *Both IL-12 and IL-18 contribute to small intestinal Th1-type immunopathology following oral infection with Toxoplasma gondii, but IL-12 is dominant over IL-18 in parasite control.* Eur J Immunol **34**(11): 3197-207.

Waidmann, M., O. Bechtold, J. S. Frick, H. A. Lehr, S. Schubert, U. Dobrindt, J. Loeffler, E. Bohn and I. B. Autenrieth (2003). *Bacteroides vulgatus protects against Escherichia coli-induced colitis in gnotobiotic interleukin-2-deficient mice.* Gastroenterology **125**(1): 162-77.

Walter, J., G. W. Tannock, A. Tilsala-Timisjarvi, S. Rodtong, D. M. Loach, K. Munro and T. Alatossava (2000). *Detection and identification of gastrointestinal Lactobacillus species by using denaturing gradient gel electrophoresis and species-specific PCR primers.* Appl Environ Microbiol **66**(1): 297-303.

Walter, J., C. Hertel, G. W. Tannock, C. M. Lis, K. Munro and W. P. Hammes (2001). *Detection of Lactobacillus, Pediococcus, Leuconostoc, and Weissella species in human feces by using group-specific PCR primers and denaturing gradient gel electrophoresis.* Appl Environ Microbiol **67**(6): 2578-85.

Wang, X. D., W. D. Guo, Q. Wang, R. Andersson, E. Ekblad, V. Soltesz and S. Bengmark (1994). *The association between enteric bacterial overgrowth and gastrointestinal motility after subtotal liver resection or portal vein obstruction in rats.* Eur J Surg **160**(3): 153-60.

Warren, H. S., S. A. Kania and G. R. Siber (1985). *Binding and neutralization of bacterial lipopolysaccharide by colistin nonapeptide.* Antimicrob Agents Chemother **28**(1): 107-12.

7 Abkürzungsverzeichnis

ABKÜRZUNG	BEZEICHNUNG
°C	Grad Celsius
μ	Micro
A	Adenosin
Abb.	Abbildung
AK	Antikörper
Aqua dest.	Destilliertes Wasser
B	Re-Kolonisierung mit *Bacteroides* spp.
B/P	Re-Kolonisierung mit *Bacteroides/Prevotella* spp.
Bact.	*Bacteroides*
Bp	Basenpaare
BSA	Bovines Serum Albumin
Bsp.	Beispiel
bzw.	beziehungsweise
C	Cytosin
ca.	circa
Cat.	(*engl.*) catalogue, Katalog
CBF	Charité - Campus Benjamin Franklin
CCM	Charité - Campus Charité Mitte
CED	Chronisch-entzündliche Darmerkrankungen
Cf	Ciprofloxacin
Cf+Mtz	Ciprofloxacin plus Metronidazol in Kombination
CSPD	Dinatrium-3-(4-methoxyspiro{1,2-doxetan-3,2'(5'chloro)tricycle [3.3.1.13,7] decan}-4-yl)-phenylphosphat
d	Tag
DAB	3,3 Diamino-Benzidin-Tetrahydrochlorid
Deutschl.	Deutschland
DGGE	Denaturierende Gradienten Gel Elektrophorese
DIG	Digoxigenin
div.	diverse
DNA	(*engl.*) desoxyribonucleic acid, Desoxyribonukleinsäure
dNTP	Nukleotidtriphosphat
DSS	Dextransodiumsulfat
E. coli	*Escherichia coli*
E. faecalis,	*Enterococcus faecalis*
E. faecium	*Enterococcus faecium*
E. gallinarum	*Enterococcus gallinarum*
Ec	Re-Kolonisierung mit *E. coli*
EDTA	Ethylendiamintetraessigsäure

Abkürzung	Bezeichnung
ELISA	(*engl.*) enzyme-linked immunosorbent assay, Enzymgekoppelter Immunadsorptionstest
Fa.	Firma
FEM	Forschungsinstitute für Experimentelle Medizin (Berlin)
g	Erdbeschleunigung
g	Gramm
G	Guanosin
GALT	(*engl.*) gut-associated lymphoid tissue, Darmassoziiertes lymphatisches Gewebe
ggf.	gegebenenfalls
GIT	Gastrointestinaltrakt
gramneg.	gramnegativ
grampos.	grampositiv
GvHD	(*engl.*) Graft versus Host Disease, Transplantat-gegen-Empfänger-Krankheit
HE	Hämatoxylin und Eosin
HLA	(*engl.*) human leukocyte antigen, humanes Leukozytenantigen
hsp60	(*engl.*) heat shock protein 60, Hitzeschockprotein
i.p.	intraperitoneal
IEL	Intraepitheliale Lymphozyten
IFN	Interferon
Ig	Immunglobulin
IL	Interleukin
inf.	infiziert
inkl.	inklusive
iNOS	(*engl.*) inducible Nitric Oxid Synthase, induzierbare NO-Synthase
Inst.	Institut
KBE	koloniebildende Einheiten
ko	(*engl.*) knock out, außer Funktion setzen
l	Liter
L.	*Lactobacillus*
L. acidophilus	*Lactobacillus acidophilus*
L. delbrückii	*Lactobacillus delbrückii*
L. gasseri	*Lactobacillus gasseri*
L. intestinales	*Lactobacillus intestinales*
L. johnsonii	*Lactobacillus johnsonii*
L. murinus	*Lactobacillus murinus*
L. reuteri	*Lactobacillus reuteri*
LAB	(*engl.*) lactic acid bacteria, Milchsäurebakterien
LBP	(*engl.*) LPS binding protein, LPS-bindendes Protein
Lj	Re-Kolonisierung mit *L. johnsonii*
LPC	(*engl.*) lamina propria cells, Zellen der Lamina propria

Abkürzung	Bezeichnung
LPL	Lamina-propria-Lymphozyten
LPS	Lipopolysaccharid
Lsg.	Lösung
M	Molar
M. Crohn	Morbus Crohn
M.	Maus
med.	Medizinisch
mg	Milligramm
min	Minute(n)
MLN	(*engl.*) mesenterial lymph node, mesenteriale Lymphknoten
mm	Millimeter
mM	mikromolar
mRNA	mitochondriale Ribonukleinsäure
Mtz	Metronidazol
n	Anzahl
n.n.	nicht nachgewiesen
n.s.	nicht signifikant
NMRI	(*engl.*) Naval Medical Research Institute
NO	Stickstoffmonoxid
Nr.	Nummer
p	*p*-Wert
p.i.	post infectionem
p.ind.	post inductionem
PAP	Peroxidase-Antiperoxidase
PBS	(*engl.*) phosphate buffered salin, Phosphat-gepufferte Salzlösung
PCR	Polymerase Kettenreaktion
PolB	Polymyxin B
Prev.	*Prevotella*
Prof.	Professor
R	Ratte
RNA	Ribonukleinsäure
rRNA	Ribosomale Ribonukleinsäure
SCID	(*engl.*) severe combined immunodeficiency, schwerer kombinierter Immundefekt
SDS	(*engl.*) sodium dodecyl sulfate, Natriumdodecylsulfat
sek	Sekunde(n)
SPF	(*engl.*) spezial pathogen free, speziell pathogenfreie Bedingungen
spp.	Spezies
Stb.	Stäbchen
T	Thymidin
T. gondii	*Toxoplasma gondii*
TBE	Tris-borat-EDTA

Abkürzung	Bezeichnung
TCA	Trichloressigsäure
TCR	(*engl.*) T-cell receptor, T-Zell-Rezeptor
TE	Trisethylendiamintetra Essigsäure
tg	(*engl.*) transgenic, transgen
TGF	(*engl.*) transforming growth factor, transformierender Wachstumsfaktor
TLR	(*engl.*) Toll-like-receptor, Toll-like Rezeptor
TMB	3,3',5,5'-Tetramethylbenzidin
TNBS	2,4,6-Trinitrobenzensulfon
TNF	Tumornekrosefaktor
U	Unit
u.a.	unter anderem
v.a.	vor allem
versch.	verschieden
vs.	versus
w/o	PBS-Behandlung bzw. gnotobiotische Tiere ohne Kolonisierung
z.B.	zum Beispiel
ZNS	zentrales Nervensystem

8 Publikationen

Veröffentlichungen dieser Arbeit

Heimesaat, M.M., Bereswill, S., Fischer, A., **Fuchs, D.**[1], Niebergall, J., Jahn, H.K., Dunay, I.R., Moter, A., Gescher, D.M., Hahn, H., Schumann, R.R., Göbel, U.B., Liesenfeld, O. (2006). *Gram-negative bacteria aggravate murine small Intestinal TH1-type Immunopathology following oral Infection with Toxoplasma gondii.* Journal of Immunology 177(12): 8785-8795.

Heimesaat, M.M., Fischer, A., Siegmund, B., Kupz A., Niebergall, J., **Fuchs, D.**, Jahn, H.K., Freudenberg, M., Loddenkemper, C., Batra, A., Lehr, H.A., Liesenfeld, O., Blaut, M., Göbel, U.B., Schumann, R.R., Bereswill, S. (2007). *Shift towards pro-inflammatory bacteria aggravates acute murine colitis via toll-like receptors 2 and 4.* PloS ONE (2):e662.

Poster

M.M. Heimesaat, A. Fischer, **D. Fuchs**, I.R. Dunay, S. Bereswill, U.B. Göbel, H. Hahn, O. Liesenfeld, 56. Jahrestagung der DGHM-Tagung (2004). *The impact of small intestinal bacterial flora on the development of TH1-type immunopathology following peroral infection of mice with Toxoplasma gondii.* Int. J. Med. Microbiol. 294(suppl.39), p202

M.M. Heimesaat, A. Fischer, **D. Fuchs**, J. Niebergall, O. Goldenberg, H.K. Jahn, I.R. Dunay, R.R. Schumann, A. Moter, D.M. Gescher, H. Hahn, U.B. Göbel, S. Bereswill, O. Liesenfeld. 15th ECCMID (2005). *Gramnegative Intestinal Bacteria Contribute to Immunopathology of Toxoplasma gondii-Induced Ileitis in Mice.* Clinical Microbiology and Infection; Vol 11 s2

M.M. Heimesaat, A. Fischer, **D. Fuchs**, J. Niebergall, A. Kupz, C. Loddenkemper, H.K. Jahn, B. Siegmund, M. Freudenberg, O. Liesenfeld, U.B. Göbel, R.R. Schumann, S. Bereswill (2006). *Toll-like-receptors 2/4 And LPS-Binding Protein Trigger Abundance of Escherichia coli in Acute Murine DSS-Colitis.* 3. Expertenworkshop Inflammation UCB, Murnau

M.M. Heimesaat, B. Siegmund, **D. Fuchs**, I.R. Dunay, H.-W. Krell, O. Liesenfeld *Blockage of matrixmetalloproteinases ameliorates colonic inflammation in murine DSS colitis.*

---

[1] Zweitautor, da Heimesaat, Bereswill und Fischer zu äquivalenten Teilen als Erstautoren gelten.

9 Danksagung

In erster Linie möchte ich Herrn Prof. Dr. Oliver Liesenfeld für die freundliche Aufnahme in seine Arbeitsgruppe, die Möglichkeit zur Erstellung dieser Promotion sowie alle theoretische und praktische Unterstützung danksagen.

Dr. Markus Heimesaat gilt für seine Geduld, seine intensive praktische und theoretische Anleitung, sowie die Unterstützung beim Verfassen der Arbeit mein größter Dank.

Danken möchte ich auch allen MitarbeiterInnen der Arbeitsgruppe Liesenfeld für ihre geduldige Anleitung und Einarbeitung – hier ganz besonders Ildiko Dunay und Andrea Maletz. Genauso möchte ich mich herzlich bei allen MitarbeiterInnen des Instituts für Mikrobiologie und Hygiene des CBF (Diagnostik und Nährbodenküche) für die jahrelange Unterstützung bei der umfangreichen mikrobiologischen Diagnostik danken. Mein besonderer Dank gilt hier Jutta Wagner, die mir immer mit einem aufmunternden Wort und fachlicher Kompetenz zur Seite stand. Auch allen Tierpflegekräften im FEM sage ich für die gute Zusammenarbeit und tatkräftige Unterstützung danke.

André Fischer sowie Prof. Dr. Stefan Bereswill möchte ich herzlichst für die gute Zusammenarbeit im Rahmen gemeinsamer Projekte, alle fachliche Beratung sowie die molekularbiologischen Untersuchungen danken. Julia Niebergall danke ich herzlich für die fruchtbare Zusammenarbeit.

Meinen Eltern sage ich in großer Verbundenheit für die unabläßliche moralische und finanzielle Unterstützung, Aufmunterung und den Rückhalt in schweren Zeiten danke. Ohne Euch hätte ich das nicht geschafft!

Meiner damaligen Freundin Franziska Stiede kann ich nicht genug danke sagen, dass sie von der ersten bis zur letzten Minute in allem hinter mir stand, mich moralisch und auch praktisch unterstützt, die über Jahre erforderliche zeitliche Investition toleriert und mich in schweren Zeiten ertragen hat.

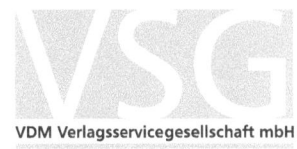

Die VDM Verlagsservicegesellschaft sucht für wissenschaftliche Verlage abgeschlossene und herausragende

Dissertationen, Habilitationen, Diplomarbeiten, Master Theses, Magisterarbeiten usw.

für die kostenlose Publikation als Fachbuch.

Sie verfügen über eine Arbeit, die hohen inhaltlichen und formalen Ansprüchen genügt, und haben Interesse an einer honorarvergüteten Publikation?

Dann senden Sie bitte erste Informationen über sich und Ihre Arbeit per Email an *info@vdm-vsg.de*.

Sie erhalten kurzfristig unser Feedback!

VDM Verlagsservicegesellschaft mbH
Dudweiler Landstr. 99
D - 66123 Saarbrücken
Telefon +49 681 3720 174
Fax   +49 681 3720 1749
www.vdm-vsg.de

Die VDM Verlagsservicegesellschaft mbH vertritt

 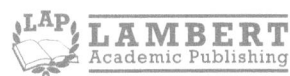 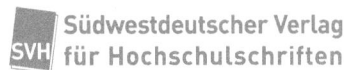

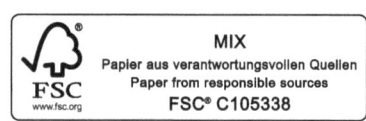

Printed by Books on Demand GmbH, Norderstedt / Germany